STADT IN DER GESCHICHTE
Band 9

Stadt in der Geschichte

Veröffentlichungen
des Südwestdeutschen Arbeitskreises
für Stadtgeschichtsforschung

Band 9

Begründet von
Erich Maschke und Jürgen Sydow

Jan Thorbecke Verlag Sigmaringen
1982

Stadt und Gesundheitspflege

19. Arbeitstagung in Bad Mergentheim
14.–16. November 1980

Herausgegeben von
Bernhard Kirchgässner und Jürgen Sydow

Jan Thorbecke Verlag Sigmaringen
1982

CIP-Kurztitelaufnahme der Deutschen Bibliothek

Stadt und Gesundheitspflege: in Bad Mergentheim, 14.–16. November 1980 / hrsg. von Bernhard Kirchgässner u. Jürgen Sydow. – Sigmaringen: Thorbecke, 1982.

(... Arbeitstagung / Südwestdeutscher Arbeitskreis für Stadtgeschichtsforschung; 19)
(Stadt in der Geschichte; Bd. 9)
ISBN 3-7995-6409-8

NE: Kirchgässner, Bernhard [Hrsg.]; Südwestdeutscher Arbeitskreis für Stadtgeschichtsforschung:... Arbeitstagung; 2. GT

Gesamtherstellung: M. Liehners Hofbuchdruckerei GmbH & Co., Sigmaringen
Printed in Germany · ISBN 3-7995-6409-8

Inhaltsübersicht

Vorwort

Unser Arbeitskreis hat schon 1963 seine zweite Arbeitstagung in Tübingen dem Thema »Spital und Stadt« gewidmet, weil das Gesundheitswesen in der Vergangenheit, wie dies auch weitgehend noch in der Gegenwart der Fall ist, vor allem städtisch geprägt war. Die medizinische und pharmazeutische Versorgung der Bevölkerung ging gerade von den großen und kleinen Städten aus, die somit auch auf diesem Gebiet eine zentrale Funktion hatten.

Da das städtische Spital bekanntlich in der Vergangenheit wie auch in der Gegenwart außer der Unterbringung alter Menschen auch wichtige Aufgaben der gesundheitlichen Fürsorge übernahm, sah es der Südwestdeutsche Arbeitskreis für Stadtgeschichtsforschung als nötig an, eine weitere Tagung einzig und allein den Fragen der städtischen Gesundheitspflege zu widmen. Die freundliche Einladung der Stadt Bad Mergentheim veranlaßte dazu, dieses Thema dort zu behandeln. Natürlich ist es im Rahmen einer Tagung nie möglich, alle Aspekte eines derart umfangreichen Themas zu beleuchten, sondern das Ziel kann stets nur sein, ausgewählte Beispiele vorzustellen und Anregungen für weitere Forschungen zu geben. Andererseits ist es unser Bestreben, zwar stets, der Aufgabenstellung des Arbeitskreises gemäß, zur Erforschung der städtischen Geschichte beizutragen, aber die Darstellung der jeweils behandelten Probleme auch bis in die Gegenwart fortzuführen.

Somit ist eine Sammlung von Beiträgen erschienen, die aus dem Mittelalter bis ins 20. Jahrhundert reichen und auch die Überlegungen eines heute praktizierenden Badearztes über den Wandel des Arzt–Patient-Verhältnisses im Gesundheitswesen der letzten Zeit einschließen. Leider hat Herr Dozent Dr. Dr. Tadeusz Rosłanowski, Warschau, der aus dem reichen ungedruckten Material seines Instituts in Bad Mergentheim berichtet hat, seinen Beitrag nicht geliefert. Um so dankbarer sind wir, daß der Dozent Dr. András Kubinyi, Budapest, sein Diskussionsvotum zu einem kleinen Aufsatz ausgearbeitet hat; denn es war stets das Bemühen unseres Arbeitskreises, auch über die Grenzen des engeren Arbeitsgebietes hinauszublicken. Mit Dank sei schließlich auch erwähnt, daß Herr Hans-Peter Becht eine zusätzliche Untersuchung beigesteuert hat, welche die Beiträge des Bandes sehr gut ergänzt.

Die Tätigkeit unseres Arbeitskreises wäre nicht möglich, wenn wir nicht immer wieder von vielen Seiten Hilfe erfahren würden. Unser Dank gilt zunächst Herrn Oberbürgermeister Dr. Mauch, Bad Mergentheim, der die Einladung ausgesprochen hat, uns im Verlauf der Tagung so liebenswürdig begrüßte und jegliche nötige Hilfe durch die städtischen Dienststellen gewährte. Eine entscheidende Hilfe für die Durchführung der Tagung war ein Zuschuß des Ministeriums für Wissenschaft und Forschung des Landes Nordrhein-Westfalen, Düsseldorf, und ein Dank gebührt auch dem Deutschen Akademischen Auslandsdienst, Bonn-Bad Godesberg, der Reisekostenzuschüsse für ausländische Teilnehmer bereitstellte. Bei unserem Dank sollen schließlich nicht vergessen sein die Referenten und Diskussionsteilnehmer, die so sehr zum Gelingen der Tagung beigetragen haben.

Es ist uns immer bewußt gewesen, daß eine Tagung letztlich sinnlos ist, wenn der große Aufwand an wissenschaftlicher Arbeit später nicht für die Forschung nutzbar wird, wenn also die Ergebnisse nicht im Druck vorgelegt werden können. Auch dies ist ohne zusätzliche Mittel nicht möglich. Daher danken wir heute dem Ministerium für Wissenschaft und Kunst Baden-Württemberg, Stuttgart, für den großzügig gewährten Druckkostenzuschuß, und wir danken auch für die regelmäßigen Zuschüsse, die der Württembergische Sparkassen- und Giroverband Stuttgart uns jährlich zukommen läßt, weil dadurch die Kontinuität der Arbeit gewährleistet ist.

Die Vorbereitung der Tagung lag gänzlich bei dem neuen Vorsitzenden unseres Arbeitskreises Bernhard Kirchgässner, während die Herausgabe des Bandes einschließlich des Diskussionsprotokolls wieder durch den Geschäftsführer Jürgen Sydow erfolgte, der sich dabei auch erneut der Mithilfe seiner Frau erfreuen durfte. Zu danken ist schließlich auch dem Verlag, der nun schon in bewährter Weise auch diesem Band seine sehr intensive Betreuung angedeihen ließ.

Mannheim und Tübingen, im September 1982

Bernhard Kirchgässner *Jürgen Sydow*

Stadtarzt – Stadtapotheker im Mittelalter

VON RUDOLF SCHMITZ

Auf den ersten Blick scheint das Thema ein Gebiet zu behandeln, über das genügend erschlossenes Material vorliegen sollte. Bei genauerem Hinsehen aber stellt sich heraus, daß dem – vor allem, was den Stadtarzt angeht – keineswegs so ist. Es gibt zwar in den Werken zur Medizin- oder auch zur allgemeinen Stadtgeschichte immer wieder Abschnitte, in denen über die Tätigkeit von Ärzten im öffentlichen und privat organisierten Gesundheitswesen des Mittelalters berichtet wird, doch geschieht dies zu wenig differenziert. Nur selten wird z. B. die Frage gestellt, was unter »Stadtarzt« eigentlich zu verstehen ist, ob der städtische – im Sinne von beamtete, zumindest aber besoldete – Arzt, der Hof-, Leib-, Spitalarzt oder, im Gegensatz hierzu, der in der Stadt tätige Arzt. Beides kann gemeint sein, zumal eine Entwirrung der Verhältnisse bei den komplizierten bürgerrechtlichen und Entlöhnungsverhältnissen keineswegs leichtfällt. Bezeichnend ist in diesem Zusammenhang die Situation in der medizinhistorischen Spezialliteratur. Untersuchungen, wie die von Yvonne Thurnheer »Die Stadtärzte und ihr Amt im alten Bern« aus dem Jahre 1944, besitzen nach wie vor Seltenheitswert und haben kaum entsprechende Weiterentwicklung gefunden.

Anders dagegen bei den (Stadt-)Apothekern. Die Geschichte der deutschen Apotheke und des Apothekers ist seit Beginn einer systematischen Pharmaziegeschichtsforschung stets deren bevorzugtes Arbeitsgebiet gewesen. Dies hat seinen Grund darin, daß die Institution Apotheke, die, mit Haus und Hof verbunden, meist einen hohen materiellen Wert darstellte, zur Bildung sogenannter Apothekerdynastien reizte. Ihnen nachzuspüren ist offenbar befriedigender als beim Arzt, der sehr viel weniger ortsgebunden, in der Ausübung seines Berufes traditionell mobil, manchmal geradezu vagabundierend war. Es darf daher nicht verwundern, wenn zum mittelalterlichen »Stadtapotheker« mehr gesagt werden kann als zum »Stadtarzt«. Obendrein ist die Problemlage des in das Spannungsfeld Staat bzw. Obrigkeit – Gesundheitsberuf – Gewerbebetrieb eingebundenen Apothekers vielschichtiger als beim Arzt. Aus diesem Grunde soll versucht werden, von der reicheren Forschungslage auf Apothekerseite ausgehend, beide Figuren in ihren gegenseitigen Abhängigkeiten, vor allem aber in ihrem Eingebundensein in das öffentliche Medizinalwesen des Mittelalters darzustellen.

1. Zur Entwicklung der Medizinalgesetzgebung bis 1500

In Deutschland blieb das mittelalterliche Medizinalwesen im Grunde städtischen Regelungen vorbehalten. Alle bisher bekannten Medizinalordnungen zwischen 1300 und 1500 sind mit Ausnahme derjenigen Karls IV. von 1350 durch Stadtregierungen erlassen worden. Die oft zitierten Medizinalparagraphen der »Constitutiones Frederici II«[1] von 1231 hatten nur im Königreich Beider Sizilien Geltung und sollten in erster Linie dem Ausbau einer medizinalpolizeilichen Ordnung in diesem Staatswesen dienen. Das Interregnum (1254–1273) sowie die ständigen Schwierigkeiten zwischen Kaiser und Papst und das Trachten der deutschen Fürsten, von beiden größere Unabhängigkeit zu erlangen, behinderten noch über Jahrhunderte hinweg die Ausbreitung kaiserlicher, d.h. zentraler Gesetzgebung. Der im Reich um sich greifenden rechtlichen Unsicherheit und weitverbreiteten Gesetzlosigkeit suchten daraufhin allenthalben die Städte durch eigene Initiativen zu begegnen[2]. Dieses, in ständiger gewohnheitsrechtlicher Entwicklung begriffene deutsche Recht entbehrte im wesentlichen der wissenschaftlichen Grundlage und theoretischen Durchdringung. Auch kannten das mittelalterliche germanische und angelsächsische Zivilrecht noch keinen Unterschied zwischen Privat- und öffentlichem Recht[3]. Bei der Rezeption des römischen Rechts in Europa, die im wesentlichen im 15. und 16. Jahrhundert stattfand, stieß daher die Regelung der öffentlich-rechtlichen Verhältnisse auf besonderes Interesse und führte erst von diesem Zeitpunkt an auch zu einer Fülle medizinalgesetzlicher Verordnungen[4]. In Deutschland wurde das römische Recht durch die kaiserliche Rechtsprechung vertreten, wobei namentlich der Gedanke, das Reich sei Nachfolger des Imperium Romanum, eine große Rolle spielte.

1.1. Kaiserliche und städtische Medizinalgesetzgebung

Im Abstand von jeweils hundert Jahren ist bis 1500 das Medizinalwesen nur dreimal durch Kaiser gesetzgeberisch beeinflußt worden. Es sind die erwähnten Konstitutionen des Staufers Friedrich II. von 1231, die Medizinalordnung[5] Kaiser Karls IV. von 1350 für Breslau sowie die Städte dieses Fürstentums und die sogenannte Reformatio Sigismundi[6] von 1439, die jedoch kein Gesetz darstellte und daher im wesentlichen auch ohne direkte

1 Die Konstitutionen Kaiser Friedrichs II. stellen den Abschluß der normannisch-staufischen Rechtsentwicklung dar. Seit der Völkerwanderung war das germanische Recht im ganzen Abendland verbreitet. Durch die langobardischen Rechtsschulen Oberitaliens wurde jedoch das römische Recht Kaiser Justinians wieder aufgegriffen und namentlich in der Schule von Bologna weiterentwickelt (Glossatorenschule). Die Kodifikation erfolgte unter dem Einfluß der aristotelischen Philosophie in der Hochscholastik durch eine rational durchdachte Rechtssetzung; siehe die Constitutiones Frederici II. Hrsg. und übers. von H. CONRAD, TH. VAN DER LIECK-BUYKEN u. W. WAGNER. 1973, XXXV–XXXIX; betr. der Datierung XLIV. Ferner vgl. hierzu Wolfgang-Hagen HEIN u. Kurt SAPPERT, Die Medizinalordnung Friedrichs II. VeröffInternGesGeschPharm NF 12. 1957, S. 11f., zur Datierung der Medizinaltitel S. 23f.

2 Hans DADDER, Historische Elemente im Apothekenbetriebsrecht. In: Pharmazeutische Zeitung 47 (1965), S. 1612–1617. Hier S. 1617.

3 Vgl. hierzu Gerhardt DULCKEIT, Römische Rechtsgeschichte. Neu bearb. v. Fritz SCHWARZ. [5]1970, S. 41.

4 Da der Schwabenspiegel nicht zwischen Privat- und öffentlichem Recht unterschied, stellte das römische Recht in dieser Hinsicht eine wesentliche Neuerung dar; vgl. H. COING, Römisches Recht in Deutschland. 1964, S. 11.

5 Vgl. den Text der Breslauer Handschrift bei Alfred ADLUNG, Vergleichende Zusammenstellung der ältesten deutschen Apothekenordnungen. 1931, S. 15, 28, Anm.

6 Die Reformation Kaiser Siegmunds. Hg. Heinrich KOLLER. MGH 500–15006. 1964, S. 290f.

Wirkung blieb. Die Medizinalparagraphen 44 bis 47 der Konstitutionen von Melfi[7] führen nun neben der Trennung der Berufe von Arzt und Apotheker bereits alle wesentlichen Punkte an, die noch heute von grundsätzlicher Bedeutung sind, so die Beaufsichtigung der Arzneiherstellung, der Arzneianwendung und die Eidesleistung einschließlich der Strafbestimmungen. Wesentlich ist dabei die Unterschiedlichkeit des Strafmaßes. Während Vergehen seitens der Hersteller lediglich mit Einziehung ihrer beweglichen Güter bestraft wurden, war für Pflichtverletzungen durch Amtspersonen die Todesstrafe vorgesehen[8]. Dies unterstreicht das Gewicht der behördlichen Aufsicht und damit die Bedeutung, die Friedrich II. der öffentlichen Stellung seiner Beamten beimaß. Eine ähnliche Bestimmung findet sich nämlich in Buch I, Titel 36, 1 und 2 der Constitutiones über die Veruntreuung von Staatsvermögen durch Beamte. Allerdings konnten die Medizinaltitel der Constitutiones von Melfi in Deutschland allein deshalb kaum wirksam werden, weil akademisch ausgebildete Ärzte und Apotheker so gut wie nicht vorhanden waren. Trotzdem verwundert es, daß der fast zeitgleiche Mainzer Landfriede von 1235 keinerlei Bestimmungen über das Medizinalwesen enthält[9].

Folgerichtig müssen es Einflüsse anderer Art gewesen sein, die auf die mittelalterliche Medizinalgesetzgebung einwirkten. Dies geschah in der Tat vor allem über den Fernhandel, den italienische mit deutschen Städten pflegten. So konnte z. B. Venedig als Vorbild für die Organisation des Nürnberger Medizinalwesens nachgewiesen werden, das seinerseits andere oberdeutsche Städte wie Regensburg[10], Ingolstadt oder Ulm beeinflußte.

Aus einem Vergleich der Melfischen Medizinaltitel mit denen des Capitolare medicorum (1258) bzw. des Capitolare de spetialibus (1260) von Venedig einerseits und dem Nürnberger »Ärzte- und Apothekereid« von 1338–1360[11] sowie der ersten Nürnberger *Pflicht* von 1441 andererseits kann geschlossen werden, daß in Venedig und Nürnberg zwar die wichtigste Bestimmung der Constitutiones, die Trennung von Arzt- und Apothekerberuf, galt, sie in beiden Städten dennoch verschieden gehandhabt wurde. So blieb in der einen den Ärzten das Dispensierrecht und in der anderen den Apothekern die Krankenbehandlung erhalten. Dagegen sind sowohl in Venedig als auch in Nürnberg zwei weitere wichtige Bestimmungen Friedrichs II., nämlich über den Arzneipreis bzw. das ärztliche Honorar und die Beschränkung der Niederlassung für beide Berufe, nicht übernommen worden.

7 HEIN/SAPPERT, wie Anm. 1, S. 44f., 60f.; Karl-Heinz BARTELS, Drogenhandel und apothekenrechtliche Beziehungen zwischen Venedig und Nürnberg. QuellStudGeschPharm 8. 1966, S. 137–145.

8 Text und Übersetzung aus CONRAD/LIECK-BUYKEN/WAGNER, wie Anm. 1, S. 309.

9 Hans FORSTER, Sizilische und italienische Elemente in der deutschen Verfassung unter Friedrich II. Diss. jur. Freiburg 1948, S. 10f., 58.

10 Der Einfluß des Capitulare von Venedig auf die Medizinalgesetzgebung in Regensburg ist möglich, da die Stadt an dem wichtigen Handelsweg nach Nürnberg lag. Vgl. hierzu Christa HABRICH, Apothekengeschichte Regenburgs in reichsstädtischer Zeit. NeuMünchBeitrGeschMed-Natwiss Medhist Reihe 1. 1970, S. 7.

11 Rudolf SCHMITZ u. Egon PHILIPP, Zur Rechtsgeschichte des älteren deutschen Apothekenwesens 1. Der Nürnberger Apothekereid. In: Pharmazeutische Zeitung 106 (1961), S. 311.

Die einzige kaiserliche Medizinalordnung des 14. Jahrhunderts, von Karl IV. erlassen, die sogenannte Breslauer Handschrift[12], lehnt sich allerdings eng an die Konstitutionen Friedrichs II. an. Man erkennt dies nicht nur an der Unterscheidung von Kunst- und Wundärzten, sondern auch an der Herausgabe einer Taxe und an Bestimmungen, die vor allem der in Deutschland erforderlichen Anpassung an die praktischen Gegebenheiten dienen sollten. Den Apothekern wurde z. B. verboten, einen Arzt in Kost und Logis zu halten, außerdem zum ersten Male freigestellt, in welcher Offizin der Kranke seine Arzneien holen wollte. Darüber hinaus durften nunmehr Ärzte und Apotheker ihren Beruf erst nach Ablegen eines Eides ausüben, wobei die Überwachung der Apotheken zwei Ärzten übertragen war. – Diese Medizinalordnung stellt für Deutschland insofern eine Besonderheit dar, als sie nicht nur für eine einzige Stadt, sondern für eine Region, nämlich das Fürstentum Breslau mit den Städten Breslau, Glogau, Neisse und Schweidnitz, Geltung hatte. Die Einführung der freien Apothekenwahl kann als ein frühes Beispiel für das auf eine Person bezogene öffentliche Recht betrachtet werden.

Die Reformatio Sigismundi schließlich, die wohl bedeutendste unter den Reichsreformschriften des 15. Jahrhunderts, erlangte nie die Rechtskraft eines Gesetzes. Für das Medizinalwesen enthält sie aber eine entscheidende Neuerung: Die Reichsstädte sollten verpflichtet werden, besoldete Stadtärzte einzustellen[13]. Dies offensichtlich deshalb, um die durch wirtschaftliche Krisen und Pestepidemien im 14. Jahrhundert entstandenen Katastrophen besser überwinden und Mißständen vor allem im öffentlichen Gesundheitswesen begegnen zu können. Damit knüpfte die Reformatio, bei der es sich allerdings nur um einen Reformvorschlag handelte, an die Konstitutionen Friedrichs II. an, in denen die Stellung der Ministerialen gestärkt worden war. Die Verpflichtung der besoldeten Stadtärzte, die Beaufsichtigung der Apotheken vorzunehmen, ist in diesem Kontext zu sehen. Nach Titel 46 der Konstitutionen waren nämlich die Ärzte verpflichtet, die Herstellung minderwertiger Arzneimittel durch Apotheker bei Hofe zu melden.

Gesichtspunkte dieser Art dürften schon 1436 bei der Bestallung des Ulmer Stadtarztes, Magister Hans Würker[14], der die Besichtigung der Apotheken vorzunehmen hatte, maßgebend gewesen sein. Eine ähnliche Verpflichtung enthält ein Nürnberger Ratserlaß[15] vom 28. Juni 1442, der zwei Nürnberger Bürger beauftragt, *die apotecken beschawung* durchzuführen, eine Anordnung, die sich auf Titel 47 der Konstitutionen von Melfi zurückführen läßt, nach der zwei »Männer« die Arzneimittelherstellung überwachen sollten. Er wird jedoch schon am 1. August 1442 dahingehend korrigiert, daß die Apothekenbesichtigungen künftig im Beisein der *ertzt* vorzunehmen seien. Offenbar wollte die Stadt sich in diesem Punkte nunmehr an die Reformatio Sigismundi halten, die sich ihrerseits auf den genannten Titel 46 der Konstitutionen von 1231 stützte.

12 ADLUNG, wie Anm. 5, S. 15; ferner BARTELS, wie Anm. 7, S. 152f.

13 KOLLER, wie Anm. 6, S. 290f.

14 ADLUNG, wie Anm. 5, S. 66.

15 Egon PHILIPP, Das Medizinal- und Apothekenrecht in Nürnberg von seinen Anfängen bis zur Gründung des Collegium pharmaceuticum (1632). QuellStudGeschPharm 3. 1962, S. 28; ferner ADLUNG, wie Anm. 5, S. 29.

1.2. *Eid und Bestallung*

Seit dem Altertum stellte der Eid[16] bei allen Kulturvölkern die übliche Form zur Bekräftigung einer Aussage mit oder ohne Verbalanrufung Gottes dar. Die städtischen Medizinalordnungen waren von Arzt und Apotheker grundsätzlich zu beeiden. Im Spätmittelalter diente der Eid zivilrechtlich der Begründung oder Verstärkung von Rechtspflichten, z. B. der Bürger- oder der Zunfteid oder die Eidesleistung auf eine bestimmte Ordnung. Arzt- und Apothekereid wurden schon zu Beginn des 14. Jahrhunderts üblich, also zu einer Zeit, in der es nur sehr wenige Medizinalordnungen gab. Er verpflichtete die Angehörigen der beiden Gesundheitsberufe nicht nur allgemein auf die gewissenhafte Wahrnehmung ihrer Aufgaben, sondern legte diese auch im einzelnen fest. So erhielten Arzt- und Apothekereid die Bedeutung einer frühen Medizinalordnung. Beispiele sind der Basler Apothekereid[17] von 1309/21 oder der Ärzte- und Apothekereid von Nürnberg aus den Jahren 1332/38 bis 1360[18].

Während der Eid gleichzeitig für mehrere Personen verbindlich sein konnte, wurde die Bestallung[19] immer nur einem bestimmten Bewerber und grundsätzlich auf Zeit erteilt. Auch im Spätmittelalter war die Bestallung lediglich eine Legitimation zur Ausübung einer bestimmten Funktion, verbunden mit der Eidesleistung auf eine bestimmte Ordnung. Dieser Zusammenhang besteht noch in der heute gültigen Gewerbeordnung der Bundesrepublik Deutschland: *Personen können öffentlich bestellt werden, ...sie sind zu vereidigen* (§ 36, Abs. 1)[20]. Die Bestallung = Approbation als Sachkundeanerkennung ist erst später entstanden.

2. *Die Stellung der Apotheker in den Städten des Mittelalters*

Weniger die Ärzte, mehr dagegen die Apotheker waren in ihrer Berufsausübung entscheidend von der jeweiligen Ratsverfassung abhängig, die sich von Stadt zu Stadt unterschied. Besonders die Zünfte übten großen Einfluß auf die Gewerbepolitik der Städte aus, sofern sie es verstanden hatten, im Stadtrat ein Mitspracherecht zu erreichen. Meist erlangten sie nur teilweise politische Rechte und mußten die Macht mit den

16 Der Eid wurde entweder als Voreid, z. B. vor der Amtsübernahme, oder als Nacheid, z. B. bei Zeugen und Sachverständigen, geleistet. Der Eid in Verbindung mit der Bestallung der Apotheker stellte also einen typischen Voreid dar. Vgl. hierzu MEYER's Enzyklopädisches Lexikon 7. 1973, S. 476.

17 Rudolf SCHMITZ u. Clemens MERKELBACH, Zur Rechtsgeschichte des älteren deutschen Apothekenwesens 2. Über die Datierung des Basler Apothekereides. In: Pharmazeutische Zeitung 106 (1961), S. 1138.

18 PHILIPP, wie Anm. 15, S. 29.

19 »Das Wesen der öffentlichen Bestallung und Vereidigung wird seit jeher darin gesehen, im Interesse des Publikums diesem die Möglichkeit zu gewähren, sich solcher Personen zu bedienen, die bei Ausübung ihres Gewerbes gesetzlich eine besondere Gewähr für Zuverlässigkeit und berufliche Tüchtigkeit bieten. Durch die öffentliche Bestallung und Vereidigung wird dem Begünstigten eine besondere Qualifikation zuerkannt, die seiner Aussage einen erhöhten Wert verleiht.« LANDMANN/ROHMER, Gewerbeordnung, Kommentar 1. [12]1969, § 36 (8).

20 LANDMANN/ROHMER, wie Anm. 19, § 36 (1).

Geschlechtern teilen. Hieraus läßt sich eine grobe Einteilung der Städte in solche mit patrizischem und solche mit patrizisch-zünftischem Rat ableiten.

Nahezu geschlossen gehören die Städte am Oberrhein und an der Mosel dem Typ derjenigen mit patrizisch-zünftischem Rat an, wobei die schwäbischen Reichsstädte Augsburg, Ulm und Memmingen, als Ausnahme im norddeutschen Raum die Bischofsstädte Magdeburg, Hildesheim und Münster zu nennen sind. Ein gemeinsames Merkmal ist u. a. die Zunftzugehörigkeit der Apotheker.

Die andere große Städtegruppe mit patrizischem Rat ist dadurch gekennzeichnet, daß dort die Apotheker keiner Zunft angehörten, entweder, weil sie zu einem Beitritt nicht verpflichtet wurden wie in Frankfurt, Köln, Regensburg, oder aber, weil die Städte keine Zunft besaßen wie die Hansestädte Bremen und Lübeck oder die Zünfte nach kurzer Zeit aufgelöst worden waren wie in Nürnberg.

2.1. Patrizisch-zünftisch regierte Städte

Bis zum Ausgang des Mittelalters sind in den meisten Städten nur ein oder zwei Apotheker, lediglich in Basel für das Jahr 1460 fünf[21] nachweisbar. Infolgedessen war es nicht möglich, daß sie ein eigenes Gremium bildeten, sondern sie mußten sich einer fremden Zunft anschließen. In Trier, Mainz, Speyer[22] gehörten sie zur Krämerzunft, in Augsburg – wenn auch wahrscheinlich freiwillig – zur Kaufleute-, in Basel zur Safranzunft. In den genannten Städten zählten die Apotheker neben allen freien und gebildeten Berufen zu den Vollzünftigen[23], zu denen auch die Ärzte, die Rektoren und Professoren der Universität, aber auch die Druckerherren, Geistlichen, Juristen und Notare, Offiziere, Schulmeister, Schultheißen und die Bürgermeister gehörten. Während die Apotheker in Basel also keine eigene Gruppe bildeten, wurden die ihnen berufsverwandten Wurzler, Pulver- und Gewürzhändler, aber auch die Spezierer und die Krämer seit dem 15. Jahrhundert gesondert aufgeführt[24]. Wie genau man es mit der Unterscheidung der Berufe nahm, geht u. a. daraus hervor, daß der Apotheker Hieronymus I. Bernoulli, der wegen der in Basel festgelegten Zahl der Apotheken keine eigene Offizin errichten konnte und deshalb Großhandel betrieb, eigens aufgeführt wurde.

Als sich in Augsburg im Jahre 1368 eine Zunftverfassung durchsetzte, mußte sich jeder, der dort Bürger werden wollte, sofern er kein Patrizier war, einer der 17 Zünfte anschließen. Die Kaufleutezunft stand an der Spitze dieser Reihe. Der Zunftzettel von 1463, auf dem 110 Mitglieder vermerkt sind, enthält u. a. den Namen des Apothekers

21 Im Mittelalter gab es in Mainz, Trier, Hildesheim und Münster sowie in Speyer nur eine Apotheke, um 1450 in Augsburg vier und um 1460 in Basel fünf Apotheken; für Augsburg siehe Gerhard GENSTHALER, Das Medizinalwesen der freien Reichsstadt Augsburg bis zum 16. Jahrhundert mit Berücksichtigung der ersten Pharmakopöe von 1564 und ihrer weiteren Ausgaben. AbhandGeschStAugsb 21. 1973, S. 57, Apotheker waren Patrizier, S. 37; für Basel siehe Paul GEIGER u. Theodor NORDMANN, Die goldene Apotheke in Basel. 1931, S. 78.

22 Hans Richard BORNSCHLEGEL, Zur Geschichte der Einhorn-Apotheke Speyer. In: BeitrGeschPharm 6. 1954, Nr. 1.

23 Josef-Anton HÄFLIGER, Das Apothekenwesen Basels. VeröffGesGeschPharm 1938. Sdr. aus: Basler Zeitschrift f. Gesch. u. Altertumskunde 36/37 (1937/38).

24 Zunftarchiv zum Safran XXIV–VI (STA Basel).

Claus Schellenberg[25], der 1447 als besoldeter Apotheker vom Stadtrat angestellt worden war. Er zählte somit nicht mehr zu den Patriziern wie noch sein Vorgänger Claus Hofmair[26]. Dies erklärt, warum erst 1463, also über hundert Jahre nach Einführung der Zunftverfassung, der Name eines Apothekers in den Zunftlisten auftaucht.

In Trier gehörten die Apotheker zur Krämerzunft[27], in der verschiedene gewerbetreibende Berufe zusammengeschlossen waren. Das Zunftbuch beginnt zwar 1360, die Eintragungen sind aber bis 1429 lückenhaft. Das Krämeramt gehörte zusammen mit dem der Pelzer, Weinschröder, Faßbänder, Schmiede, Schiffleute, Zimmerleute, Leyendekker, Steinmetze, Fischer und Wechsler[28] zu den sogenannten kleinen Ämtern. Aber auch Ärzte und Notare zählten dazu und bildeten die *Bürgerbruderschaft*[29], die zusammen mit den Schöffen ein politisches Gegengewicht zu den sogenannten vier großen Ämtern darstellten. Die Gruppe der großen Ämter hatte aristokratischen Charakter[30]. Zu ihr gehörten die Weber, die Bäcker, die Metzger und zusammen mit den Schuhmachern die Lauer. Daraus geht hervor, daß die Krämerzunft nicht zu den vornehmsten zählte[31], in deren Amtsliste dann auch *Kruder* (Kräutersammler) und Apotheker gemeinsam aufgeführt werden[32].

Für die Zünfte des benachbarten Mainz war die Bruderschaftsordnung (= Zunftordnung) vom Jahre 1469 maßgebend. Auch dort gehörten die Apotheker zur Krämerzunft[33]. Sie erscheinen in der Liste des alten Zunftbuches von 1468–1700 und in den Steuerlisten der Krämerzunft. Als nach dem Verlust der Stadtfreiheit die Zünfte ihre politische Bedeutung einbüßten, wurde die Zugehörigkeit zu ihnen von den Apothekern bald als lästig empfunden.

In Hildesheim bildeten im 14. Jahrhundert Handwerkervereinigungen vom Rat unabhängige Innungen, die späteren Gilden. Von 1457 und 1524 ist der jeweilige Apotheker von Hildesheim in fast jedem Jahrzehnt als ihr Oldermann[34] verzeichnet. Nach 1524 waren die Apotheker als Beamte des Rates jedoch städtische Angestellte[35].

25 GENSTHALER, wie Anm. 21, S. 37.
26 Ebd.
27 Rudolf SCHMITZ, Das Apothekenwesen von Stadt- und Kurtrier. QuellStudGeschPharm 1. 1960, S. 43.
28 Ebd.
29 A. a. O., S. 61.
30 Ebd.
31 Rudolf SCHMITZ, Zur Entwicklungsgeschichte und Soziologie des deutschen Apothekerstandes im Hoch- und Spätmittelalter. In: Die Vorträge der Hauptversammlung... = VeröffInternGesGeschPharm NF 13 (1957/58), S. 157.
32 SCHMITZ, wie Anm. 27, S. 44.
33 Hans DADDER, Das Apothekenwesen von Stadt- und Erzstift Mainz. QuellStudGeschPharm 2. 1961, S. 36.
34 Hanspeter HÖCKLIN, Die Ratsapotheke zu Hildesheim als Medizinalanstalt und stadteigener Handelsbetrieb. SchriftenrStadtAStaatsbiblHildesheim 4. 1970, S. 28f.
35 A. a. O., S. 61.

2.2. Patrizisch regierte Städte

Die weitaus größere Anzahl der deutschen Städte besaß einen patrizischen Rat. Während noch zu Beginn unseres Jahrhunderts die Ansicht vertreten wurde, die Zünfte hätten im 14. Jahrhundert die Vorherrschaft des Patriziats gebrochen[36], konnte W. Fuhrmann[37] nachweisen, daß sich trotz des über drei Jahrhunderte hinziehenden Kampfes zwischen Zünften und Geschlechtern in 31 von 44 Städten das Patriziat im Rat behaupten konnte. In vielen Fällen kam es zu einer kurzzeitigen Zunftherrschaft, die aber meist von einem neuen patrizischen Rat abgelöst wurde. Diese Auseinandersetzung erfolgte in fast allen deutschen Städten, so daß hier regionale Schwerpunkte kaum erkennbar sind. Lediglich die Hansestädte können, sieht man von Hamburg ab, insofern zusammengefaßt werden, als es hier nicht zur Ausbildung von Zünften kam, obgleich in Bremen, Lübeck und Braunschweig Handwerkerverbände um die Macht im Stadtregiment rangen. Es kann somit für die große Städtegruppe mit patrizisch regiertem Rat festgehalten werden, daß in ihr die Apotheker zünftisch nicht gebunden waren. Ihre Berufsausübung, ebenso wie die der Ärzte, die ausschließlich von behördlichen Organen beaufsichtigt wurde, kann also nur vor dem größeren Hintergrund wirtschaftlicher und gesundheitspolitischer Veränderungen im Spätmittelalter gesehen werden.

3. Zur wirtschaftlichen und gesundheitspolitischen Entwicklung im 13. und 14. Jahrhundert

Das Auftreten der ersten Ärzte und Apotheker in der zweiten Hälfte des 13. Jahrhunderts fällt in eine Epoche wirtschaftlichen Aufschwungs. Die Vermehrung der Stadtbevölkerung und die besseren Lebensbedingungen machten eine Differenzierung der Berufe und die Expansion des Handels, namentlich des Nahhandels möglich. Es ist die Zeit, in der auch die Strukturierung des öffentlichen Gesundheitswesens begann.

Diese Entwicklung wurde in der ersten Hälfte des 14. Jahrhunderts durch eine bedeutsame Verschiebung des Fernhandels zwischen den italienischen und den niederländischen Städten begünstigt. Nach dem Niedergang der Champagnemessen verlagerte sich dieser vom östlichen Frankreich hauptsächlich auf die Route durch das Rheintal[38]. Mit der Ausdehnung von Handel und Gewerbe ging die Verdrängung der Naturalwirt-

36 Nach Walter FUHRMANN (Die Gewerbepolitik der patrizisch und der zünftlerisch regierten Stadt. Diss. rer. pol. München 1939) soll auch Max Weber noch von der Vorstellung ausgegangen sein, daß die Zünfte generell das Patriziat verdrängt hätten. Diese Ansicht wird auch vertreten von Paul SANDER, Geschichte des deutschen Städtewesens. 1922, S. 155.

37 Einer eingehenden Analyse der Herrschaftsverhältnisse in den spätmittelalterlichen Stadträten unterzog W. Fuhrmann eine Auswahl von 44 Städten und trat damit der Ansicht von Max Weber und Paul Sander entgegen; FUHRMANN, wie Anm. 36, S. 5.

38 Zur Verschiebung des europäischen Fernhandelssystems trug auch der direkte Seeweg zwischen Italien und den Niederlanden bei. Doch kam dem Landweg durch das Rheintal die größere Bedeutung zu. Dieser Vorteil für die deutschen Städte wurde noch dadurch unterstützt, daß König Albrecht von Habsburg im Jahre 1301 die Aufhebung der wichtigsten Rheinzölle befahl; vgl. hierzu Rudolf SPRANDEL, Gewerbe und Handel 900–1350. In: Handbuch der deutschen Wirtschafts- und Sozialgeschichte. Hg. Hermann AUBIN u. Wolfgang ZORN. 1, 1971.

schaft durch die Geldwirtschaft einher. Nachdem im Mittelalter der Geldverkehr fast ausschließlich in den Händen der Juden gelegen hatte (Geldverleih gegen Zinsen war den Christen untersagt), traten im 14. Jahrhundert zuerst die Lombarden als Geldleiher auf, zu denen sich bald auch Patrizier, darunter Apotheker gesellten. In Regensburg waren es der Apotheker Heinrich aus dem Geschlechte der Peisinger und Simon apotecarius, die Ende des 13. und Anfang des 14. Jahrhunderts als solche genannt werden. In Augsburg erhielt »Johann der Apotheker«[39] im Jahre 1322 die Erlaubnis, schlechte Denare einzuschmelzen und daraus anderes Geld zu prägen bzw. es zu verkaufen; er war demnach auch Münzmeister[40]. In Zürich kam es im 15. Jahrhundert zur Einigung von amtlichen Geldwechslern, unter denen sich auch der Apotheker Ital Schwarzmurer, der Inhaber der Apotheke zum »Kiel«, befand, der 1430 starb[41].

Während bis zum 12. Jahrhundert noch eine von den Klöstern beeinflußte asketische Lebensweise vorgeherrscht hatte, machte sich nun wachsender Luxus breit. Obendrein erlangte das europäische Geistesleben durch die Universitätsgründungen in Italien und die Anfänge einer empirisch-induktiven Denkweise, die an die Tradition der Antike anknüpfte, einen ersten Höhepunkt außerhalb der Klöster. Damit kamen neue Aufgaben auf die Öffentlichkeit zu, vor allem im Gesundheitswesen. Da in Deutschland Ärzte und Apotheker selten waren, holten sich manche Städte diese noch im 14. Jahrhundert aus Italien[42]. Allgemein scheinen jedoch die Städte zunächst eine gewisse Unbekümmertheit bei der Regelung gesundheitspolitischer Erfordernisse[43] an den Tag gelegt zu haben, da man es gewohnt war, daß sich die Klöster mit der Krankenpflege befaßten. Allein ein zahlenmäßiger Vergleich der mittelalterlichen Ordensspitäler mit den bürgerlichen Anstalten des 13., 14. und 15. Jahrhunderts[44] zeigt deutlich die keineswegs ausreichen-

39 Vgl. hierzu GENSTHALER, wie Anm. 21, S. 29.

40 Ebd.

41 Nach ihm trat in diese Apotheke im Jahre 1440 Hans Minner als Verwalter ein; vgl. hierzu Ursula SCHMITZ, Hans Minners Thesaurus medicaminum. QuellStudGeschPharm 13. 1974, S. 16. Als Geldleiher wird Ital Schwarzmurer genannt. In: Werner SCHNYDER, Quellen zur Zürcher Wirtschaftsgeschichte, 2 Bde. 1937, S. 345, Nr. 16.

42 Eine öffentliche Krankenfürsorge gab es im Mittelalter noch nicht. Daher kümmerten sich die neuen Stadtverwaltungen nur sehr zögernd um die Heranziehung geschulter Ärzte. Der bisher erste bekannt gewordene Stadtarzt wird in Wismar 1281 genannt, in Konstanz 1312. In München gab es in diesem Jahre bereits einen besoldeten Arzt; auch in Nürnberg, in Köln 1372, Straßburg 1393 und Frankfurt 1384 wurden Stadtärzte angestellt; vgl. hierzu Alfons FISCHER, Geschichte des deutschen Gesundheitswesens. 1935. Ndr. 1965, S. 78f.

43 Auch Bechtel erwähnt die mangelhafte Krankenbetreuung im Spätmittelalter; vgl. hierzu Heinrich BECHTEL, Wirtschafts- und Sozialgeschichte Deutschlands. Wirtschaftsstile und Lebensformen von der Vorzeit bis zur Gegenwart. 1967, S. 183f. Allerdings konnten damals die weltlichen Heilberufe nicht frei sein von materiellen Gesichtspunkten, da auch sie im Gegensatz zu den Mönchen als freie Berufe von wirtschaftlichen Überlegungen bestimmt wurden; vgl. hierzu FISCHER, wie Anm. 42, S. 61.

44 Eine Übersicht über die Verteilung der Ordensspitäler und der bürgerlichen Anstalten zeigt die kleine Kapazität der städtischen Krankenfürsorge im Spätmittelalter. Jetter erwähnt für das 13., 14. und 15. Jahrhundert in Deutschland 61 Ordensspitäler, denen nur neun bürgerliche Hospitäler im gleichen Zeitraum gegenüberstehen; vgl. hierzu Dieter JETTER, Geschichte des Hospitals. 1: Westdeutschland von den Anfängen bis 1850. Sudhoffs Archiv, Beih. 5. 1966, S. 20f. u. 38.

den Bemühungen der Städte bei der Regelung des Spitalwesens. Das Anwachsen der städtischen Bevölkerung aber hätte der Erweiterung und Neugründung von Krankenhäusern dringend bedurft. Den Bemühungen, die zu klein gewordenen Spitäler aus dem Immunitätsbereich der Dome zu verlegen, stand jedoch die räumliche Enge innerhalb der Stadtmauern entgegen[45]. Ein soziales Problem ergab sich auch dadurch, daß arme Kranke von den weltlichen Heilberufen nicht in ausreichender Weise gepflegt und mit Arzneien versorgt wurden[46].

Während bis 1300 ein steter Anstieg des Lebensstandards sowie das Ausbleiben von Hungersnöten und Seuchen für Mitteleuropa verzeichnet werden kann, fand diese Entwicklung zu Beginn des 14. Jahrhunderts zunächst auf wirtschaftlichem Gebiet eine Unterbrechung. Diese drückte sich in einem deutlichen Anstieg der Gestehungs- und einem Sinken der Erlöspreise aus. Die Ursache hierfür war keineswegs in den plötzlich ungünstigeren Marktbedingungen zu suchen, sondern in einem rapiden Rückgang der Bevölkerung[47]. Dieser begann mit ausgedehnter Hungersnot und einer gleichzeitig sich ausbreitenden Pestepidemie[48] in den Jahren 1312 bis 1317. Im Abstand von nur einer Generation folgte dann die große Epidemie der Jahre 1348 bis 1350, nach der noch drei weitere Seuchenzüge dieser Art ganz Europa überquerten.

Die Unterernährung der Bevölkerung, die ungenügenden hygienischen Verhältnisse in den engen Städten, die Knappheit an Lebensmitteln und vor allem die ärztliche Ratlosigkeit kennzeichnen das ganze Ausmaß der Ohnmacht. Die Mißstände im Gesundheitswesen – zu wenig Spitäler, ungenügende ärztliche und Arzneimittelversorgung, wodurch vor allem das Kurpfuschertum begünstigt wurde[49] – traten nun offen zutage.

4. Stadtärzte und Stadtapotheker

4.1. Stadtärzte

Eine Reaktion darauf stellt zweifellos das Auftreten von Stadtärzten und Stadtapothekern im engeren Sinne dar. Gundolf Keil berichtet in seinen biographischen Notizen über Peter von Ulm (1400 bis nach 1434) u. a. auch über Ulmer Stadtärzte. Als erste seien

45 Als eine der ersten bürgerlich-städtischen Maßnahmen kann in vielen Bischofsstädten die Verlagerung des Spitals aus dem Imminutätsbereich des Domes beobachtet werden. Diese Entscheidung erfolgte meist deshalb, um den bürgerlichen Einfluß gegen die klerikale Entscheidungsgewalt zu verstärken. Vgl. JETTER, wie Anm. 44, S. 21.

46 Vgl. hierzu FISCHER, wie Anm. 42, S. 6.

47 In dieser Zeit sind ganze Ortschaften verschwunden. Die heutige Wüstungsforschung unterscheidet allerdings zwischen totalen und permanenten Ortswüstungen. Namentlich im norddeutschen Raum und im schwäbisch-fränkischen Gebiet sind etwa 40% der Orte eingegangen; vgl. hierzu Wilhelm ABEL, Landwirtschaft 1350–1500. In: AUBIN-ZORN, wie Anm. 38, S. 300ff.

48 Schmitz gibt eine gegliederte Übersicht über die Hauptseuchenzüge und die Verbreitung der Pest in den einzelnen deutschen Territorien; vgl. hierzu Rudolf SCHMITZ, Verbreitung der Pest und Entstehung der ersten Medizinalordnungen. In: Pharmazeutische Zeitung 14 (1967), S. 489–496. Hier S. 490f.

49 HÄFLIGER, wie Anm. 23, S. 227.

Heinrich Reiser (1378) und Hans Resch von Weil (1418) bekannt geworden, auf die der schon erwähnte Dr. Hans Würker folgte, der vor dem berühmtesten Ulmer Stadtarzt Heinrich Steinhövel 1436 nachweisbar werde. Von da an seien in ununterbrochener Reihenfolge weitere Ärzte bekannt, mit denen bis zum Jahre 1528 die Stadt jeweils einen besonderen Vertrag geschlossen habe. Das Ansehen dieser Personen sei sehr groß gewesen, obwohl sie nur selten eine akademische Ausbildung genossen hätten: »Ein wesentlicher Teil des Gesundheitswesens lag in den Händen der Wundärzte.«[50] – Nicht viel anders verhielt es sich in Regensburg, Augsburg, Nürnberg oder Köln.

Vielleicht kann es als symptomatisch bezeichnet werden, daß eine jüngere zusammenfassende Darstellung stadtärztlicher Wirksamkeit aus einer pharmaziehistorischen Untersuchung stammt. In Augsburg wurden 1362 mit Meister Heinrich aus Dillingen innerhalb von drei Tagen zwei Anstellungsverträge abgeschlossen. Für jährlich 30 Pfund Heller, auf Lebenszeit garantiert, sollte er dem Domkapitel seine Kunst zur Verfügung stellen[51]. Wenn ihm dann noch Zeit bleibe, möge er die bettlägerigen Kranken der Stadt betreuen. Der zweite Vertrag, vom 27. März 1362, in dem Heinrich *unser geschworen Artzat* genannt wurde und der ebenfalls auf Lebenszeit lautete, macht dagegen deutlich, daß er seine Haupttätigkeit doch auf die Bürger der Stadt richten sollte. An dem 30 Pfund Heller (= ca. 30 Gulden) betragenden Honorar änderte sich nichts. Wohl aber erfährt man jetzt Genaueres über das Honorierungssystem, dessen wesentliches Kriterium darin bestand, ob die Patienten den Arzt oder dieser sie aufsuchen mußte. Im ersten Falle waren 2 Pfennige, im zweiten das Vierfache in Ansatz zu bringen. Dauerte die Behandlung länger als acht Tage, so konnten 60 Pfennige verlangt werden[52]. Anders lagen die Verhältnisse, wenn der Arzt ein Rezept verordnen mußte. Dann betrug das Honorar 4 Schilling Pfennige, ein vergleichsweise hoher Betrag. In der Folgezeit lassen sich in Augsburg fast lückenlos besoldete und verpflichtete Ärzte, unter ihnen die bekannte Arztfamilie Jung[53], nachweisen. Sie erhielten alle je nach Ansehen 80 Gulden oder auch nur die Hälfte dieser Summe als Jahresbesoldung. Auffallend ist in der Bestallungsurkunde von 1475 für Meister Johannes Herdlin von Ruedingen[54] die Bezeichnung *Statt-Leibarzt,* der von allen städtischen Lasten befreit sein sollte. – Festzuhalten ist ferner, daß in Augsburg vom 13. Jahrhundert an kontinuierlich stets ein bis zwei Ärzte im Dienste der Stadt standen. Wenn sich auch im 15. Jahrhundert bis zu sechs Ärzte nachweisen lassen, unter ihnen sogar ein »Kinderarzt« (1473 Bartholomäus Mettlinger)[55], so stehen doch immer nur ein bis zwei im Solde der Stadt. Fachliche Eingriffe oder Vorschriften für ärztliches Tun sind an keiner Stelle nachweisbar.

Die detaillierten Bestimmungen für die Honorare deuten auf einen prinzipiellen Wandel gegenüber der noch im Nürnberger Ärzteeid von 1332/38 zum Ausdruck

50 Gundolf Keil, Peter von Ulm. Untersuchungen zu einem Denkmal altdeutscher Fachprosa mit kritischer Ausgabe des Textes. Diss. phil. Heidelberg 1960, S. 36.
51 Gensthaler, wie Anm. 21, S. 41.
52 A. a. O., S. 42.
53 A. a. O., S. 43.
54 Ebd.
55 A. a. O., S. 44.

kommenden scholastischen Standesethik an. Diese sah nämlich das Gebot einer mäßigen, d.h. dem Vermögen des Patienten anzupassenden Forderung vor und verbot, an Arzneien Gewinn zu haben.

Die Dienstverpflichtung des Berner Schulmeisters und Arztes Jacob von Hillisheim am 14. September 1435[56] bestätigt jedoch, daß sich die Augsburger Tendenzen durchzusetzen begannen. Neben der auch dort gebotenen Residenz- und Präsenzpflicht, die eine Entfernung aus der Stadt nur für höchstens 24 Stunden erlaubte[57], nimmt der Entlohnungsteil einen beachtlichen Platz ein. Es überrascht daher auch nicht, daß die Berner Ärzte schon im 14. Jahrhundert zu beachtlichen Stiftungen an Klöster, Arme und Kranke in der Lage waren. Die besondere Rolle, die jüdische Ärzte vom hohen Mittelalter bis ins 15. Jahrhundert hinein spielten, der nachzugehen ein eigenes Thema darstellen würde, sei hier nur angemerkt.

4.2. Stadtapotheken

Analog zu der Entwicklung auf ärztlicher Seite gingen im 14. und besonders im 15. Jahrhundert verschiedene Städte dazu über, stadteigene Apotheken zu errichten. Diese kommen jedoch nur in Städten mit patrizisch regiertem Rat vor, womit sich ein weiterer Unterschied zu solchen mit patrizisch-zünftischem Rat ergibt. In Norddeutschland wurden diese Apotheken meist Ratsapotheken, in Süddeutschland Stadtapotheken genannt. Auch die Stellung der Apothekenleiter war in Norddeutschland anders geregelt als in Süddeutschland. Die norddeutschen Ratsapotheken waren in ihrer Gesamtheit Eigentum der Stadt, auf deren Rechnung auch Wareneinkauf und Bezahlung der Mitarbeiter erfolgte. Die Besoldung der Apothekenleiter ging in gleicher Weise wie bei städtischen Beamten oder den Stadtärzten vor sich.

In Süddeutschland stellten dagegen die Städte meist nur die Apothekenräume zur Verfügung, während Einrichtung und Warenlager Besitz des jeweiligen Apothekers blieben, der auch den Einkauf auf eigene Rechnung besorgte. Aus dem Gewinn hatte er sowohl die Mitarbeiter zu entlohnen als auch den Mietzins an die Stadt zu entrichten. Die besoldeten Apotheker Süddeutschlands führten die Apotheken also in privater Regie. Daraus ergab sich der halb amtliche, halb private Charakter ihrer Stellung[58], der dem der Stadtphysici nicht unähnlich war; denn diese nahmen neben ihren amtlichen Aufgaben stets auch eine private Praxis wahr. Die Besoldung der Apotheker in den süddeutschen Städten hörte gegen Ende des 15. Jahrhunderts auf[59].

In Norddeutschland hingegen kam es selbst im 16. Jahrhundert noch zur Gründung neuer Ratsapotheken mit besoldeten Apothekern, wie z.B. in Bremen und Hildesheim;

56 Yvonne THURNHEER, Die Stadtärzte und ihr Amt im alten Bern. BernBeitrGeschMedNaturwiss 4. 1944, S. 6.

57 A. a. O., S. 8.

58 Auf diese Eigentümlichkeit hat bereits hingewiesen H. FRIEDE, Vom mittelalterlichen Apothekenwesen in Franken. In: Pharmazeutische Zeitung 76 (1931), S. 971.

59 Eine Ausnahme bildet Rothenburg, wo die Besoldung der Apotheker erst im Zuge der Errichtung einer zweiten Offizin im Jahre 1600 beendet wurde; vgl. hierzu Karl-Heinz BARTELS, Die Apothekengesetzgebung von Rothenburg. In: Pharmazeutische Zeitung 115 (1970), S. 1079–1083.

in Hannover noch im Jahre 1615. Münster bildete insofern eine Ausnahme, als hier die stadteigene Apotheke entgegen der norddeutschen Gepflogenheit nicht Rats-, sondern Stadtapotheke hieß. Sie wurde allerdings schon 1496 in Privatbesitz übergeführt. Auch die Hansestadt Lübeck beendete 1546 den Bedienstetenstatus ihres Apothekers dadurch, daß sie die Ratsapotheke verpachtete. Braunschweig jedoch führte die stadteigene Ratsapotheke bis in die zweite Hälfte des 17. Jahrhunderts in eigener Regie. Selbst wenn man davon ausgeht, daß noch einige Apotheken dieser Art unbekannt blieben, so wird man doch behaupten können, daß nach 1550 die stadteigenen Apotheken die Minderheit bildeten. Im Normalfall wurden sie Ende des Spätmittelalters in eigener Regie geführt. Einen gewissen offiziösen Status erhielten sie durch die Verleihung der Bestallung und – vom 16. Jahrhundert an – der Privilegien an den Apotheker. Je nach Verleiher, ob Stadtrat, Stadtherr oder Landesherr, wurden derartige Apotheken Stadt-, Rats- oder Hofapotheken[60] genannt. Diese dürfen jedoch nicht mit den stadt-, rats- oder hofeigenen[61] Apotheken des Spätmittelalters verwechselt werden. Die besoldeten Apotheker waren in den süddeutschen Städten allgemein von Steuerabgaben und Wachtdienst befreit[62]. Offenbar haben sich die Städte bei der Errichtung stadteigener Apotheken von verschiedenen Motiven leiten lassen. Zunächst dürfte es das Bestreben gewesen sein, geschulte Apotheker zur geordneten Arzneiversorgung der Bevölkerung zu engagieren. In Norddeutschland geschah dies dadurch, daß man Apotheken in eigener Regie errichtete und dabei dem Apothekenverwalter die kaufmännischen Aufgaben weitgehend abnahm, so in Hamburg, Lübeck, Lüneburg oder Münster. In Süddeutschland stand zunächst ebenfalls das Bemühen um eine gute Arzneiversorgung der Bevölkerung im Vordergrund. Dort aber trugen die Apotheker auch das volle kaufmännische Risiko. Die Städte leisteten wohl Zuschüsse, die meist wieder zurückgezahlt werden mußten.

Die Zahlung eines Soldes dürfte zwei Zielen gedient haben: Einmal hoffte man möglichst qualifizierte Apotheker anzuwerben und zum anderen eine gewisse materielle Bindung zu erreichen, die eine Garantie dafür sein sollte, daß sich die Bewerber an den geleisteten Eid und an die anderen vielfältigen Verpflichtungen hielten. Dem Berufsverständnis der damaligen Zeit entsprach es ferner, die Bestallung stets auf Zeit, meist für zwei, drei oder fünf Jahre, zu erteilen. Die erst im 16. Jahrhundert errichtete Hildesheimer Ratsapotheke ist eine Ausnahme. Da gegen Ende dieses Jahrhunderts ihre Rentabili-

60 Eine Zusammenstellung von Stadt-, Rats- und Hofapotheken, die jedoch nicht den Anspruch auf Vollständigkeit erhebt, gibt H. v. Broen, Alte deutsche Apotheken. Nach dem Bundes-Apotheken-Register 1959. In: Pharmazeutische Zeitung 111 (1966), S. 216f.

61 Eine typische hofeigene Apotheke war z. B. die Hofapotheke in Kassel, gegründet 1475 in Räumen des Schlosses; vgl. Franz Gräser, Apotheker in den Kasseler Bürgerlisten und im Gildebuch der Hansegreben. In: Deutsche Apothekerzeitung 95 (1955), S. 631f. Im Unterschied hierzu wurde der Münchener Apotheker Hypolitus Schapprant 1471 durch Eid als Hofapotheker verpflichtet, seine Apotheke befand sich aber in Privatbesitz; vgl. hierzu Gerd-Bolko Müller-Fassbender, Das Apothekenwesen der bayerischen Haupt- und Residenzstadt München von seinem Anfang bis zum Ende des Bayerischen Kurfürstentums. Miscellanea Bavarica Monacensia 22. 1970, S. 12.

62 Bartels, wie Anm. 59, S. 1080.

tät sehr gut gewesen sein muß[63], nahm die Stadt dies zum Anlaß, sie nicht in Privatbesitz zu überführen.

Die Besoldung der Apotheker durch die Städte stellt einen folgenschweren Einschnitt für die Entwickung des Berufes dar, weil er dadurch einen offiziösen, fast amtlichen Charakter erhielt, der ihm auch dann noch anhaften blieb, als die Besoldung längst weggefallen war.

Zusammenfassung

Faßt man zusammen, so ergibt sich, daß bei aller verwandtschaftlichen Zielsetzung der beiden Berufe Arzt und Apotheker hinsichtlich ihrer öffentlichen Position schon im Mittelalter bemerkenswerte Unterschiede deutlich werden. Im Gegensatz zum Arzt betrieb der Apotheker von jeher ein Gewerbe. Er war Kunstprofessionalist, was zu keiner Zeit mit dem mittelalterlichen Arzttum gleichzusetzen war. Der »Buch-Arzt = der gelehrte Arzt« genoß von Anfang an dank seiner akademischen Ausbildung ein hohes Ansehen. Die damit verbundene gesellschaftliche Reputation suchte der mittelalterliche Apotheker nach patrizischem Vorbild zu kompensieren, wobei ihm der offiziöse Status des Stadtapothekers zugute kam. Insofern drücken also die beiden sich ähnelnden Begriffe Stadtarzt und Stadtapotheker keineswegs das gleiche aus. Beide Berufe, obwohl auf dem gleichen Felde tätig, unterliegen zudem auch in ihren wissenschaftlichen Grundlagen völlig verschiedenen Bedingungen, eine Erkenntnis, die sich in der Öffentlichkeit bis heute noch nicht in wünschenswerter Weise durchgesetzt hat.

Nachtrag (Nichtakademische Berufe)

Chirurgen (einschließlich Badern und Barbieren)

Im hohen Mittelalter erfolgte nicht nur die Trennung von Medizin und Pharmazie, sondern auch die der Inneren Medizin von der Chirurgie. Hauptgrund dürfte gewesen sein, daß die Chirurgie nicht in erster Linie von Theorie, sondern von praktischen Erfahrungen abhängig zu sein glaubte. Nicht unwichtig war aber auch, daß 1215 den Angehörigen des geistlichen Standes die praktische Ausübung der Chirurgie endgültig verboten wurde.

Damit sank die Chirurgie zu einer ärztlichen Betätigung zweiter Klasse herab, zumal schon in den Konstitutionen Friedrichs II. (1241) für Chirurgen nur ein Jahr Ausbildung gegenüber fünf für den Arzt verlangt wurden. Natürlich gab es eine Reihe von Wundärzten, die die volle Ausbildung des Mediziners genossen hatten, wie es vor allem in Italien und Frankreich der Fall war. Mitte des 13. Jahrhunderts entstand in Paris zwar das Collège de St-Côme, eine Chirurgenschule, dennoch verzichteten die meisten

63 Vgl. hierzu HÖCKLIN, wie Anm. 34, S. 66f., über Ausgabenrechnung und Vermögen- und Schuldenrechnung, ferner, S. 112, über die wirtschaftliche Entwicklung der Ratsapotheke bis zur Verpachtung 1820.

Wundärzte auf ein wissenschaftliches Studium. Um ihr handwerksmäßig erlerntes Können zu vertiefen, unterzogen sie sich allerdings Prüfungen, bei denen häufig Ärzte mitwirkten.

Die in Deutschland vor allem in den Städten tätigen »geschworenen Chirurgen« hatten nicht selten eine gerichtsärztliche und sanitätspolizeiliche Funktion. Andererseits kam ihrer Ausbreitung der Mangel an akademisch ausgebildeten Ärzten sowie die unerschwinglich hohen Kosten der ärztlichen Honorare entgegen, so daß viele Chirurgen – auch Bader und Barbiere – sich in weiten Kreisen des Volkes einer unübersehbaren Beliebtheit erfreuten, was sie ihrerseits dazu verleitete, auch innere Medizin zu betreiben. Trotzdem kann die Chirurgie des hohen Mittelalters auf erstaunliche Leistungen verweisen, da die Technik bestimmter Operationen in Chirurgenfamilien nicht nur vererbt, sondern auch weiterentwickelt und als Familiengeheimnis gehütet wurde. Neben Italien spielte Frankreich eine hervorragende Rolle in der praktischen Chirurgie, so daß sich in einem gewissen Wechselspiel die Fortschritte der Chirurgie im 14. und 15. Jahrhundert auf diese beiden Länder verteilten. Im 15. Jahrhundert allerdings schlägt das Pendel durch die Zentren Bologna und Padua eindeutig zugunsten Italiens aus. In Deutschland sind relativ zaghafte Ansätze literarischer Art auf dem Gebiet der Chirurgie abseits der Universitäten ebenfalls schon im 15. Jahrhundert festzustellen. Sie entstammen der Empirie und waren für den Empiriker bestimmt, daher wurden sie auch in deutscher Sprache verfaßt.

Die ökonomische Existenz der Chirurgen ist stets dadurch gefährdet gewesen, daß kleinere Eingriffe meist von den Barbieren und Badern durchgeführt wurden. Diese hatten das Recht, zur Ader zu lassen, Geschwüre und frische Wunden zu schröpfen, Zähne zu ziehen, Knochenbrüche und Verrenkungen zu behandeln, auch wenn die Bader nur einen Teil dieser Eingriffe vornehmen durften. Barbiere und Bader verstanden es, mit Unterstützung medizinischer Fakultäten, die den Chirurgen prinzipiell mißtrauten, zudem von schlecht informierten Fürsten und Stadtmagistraten begünstigt, ihren Einfluß im Laufe der Zeit auf Kosten der Wundärzte immer mehr zu erweitern, mit der Folge, daß sich vielerorts die Grenze zwischen Barbieren und Badern und Chirurgen verwischte.

Hebammen

Im frühen Mittelalter waren chirurgische Eingriffe am weiblichen Körper und die Betätigung als Hebamme Frauen grundsätzlich erlaubt. Nicht nur im geburtshilflichen, sondern auch gynäkologischen Bereich nahmen sie mit und ohne Aufsicht von Männern Eingriffe vor. Ihr Ansehen wuchs mit ihrem Können. Wenn auch hier und da von ausdrücklicher Ermächtigung zur Ausübung einer solchen Tätigkeit die Rede ist, so bringt doch erst das späte Mittelalter eine gewisse Ordnung auf diesem Sektor mit sich.

Gemeinsam mit der Entwicklung der Städte nahm auch das Hebammenwesen bedeutenden Aufschwung. Offenbar ist die Notwendigkeit einer sachgerechten Ausbildung, die mit einer Verbesserung des sozialen Status der Hebammen verbunden war, relativ spät erkannt worden. Vom 14. Jahrhundert an werden in den Städten angestellte Hebammen nachweisbar, die vereidigt wurden, und in einer Art Beamtenverhältnis zur Stadt standen. Eine der ältesten deutschen Hebammenordnungen ist die von 1452 in

Regensburg. Eine besondere Rolle als Vertrauensperson spielten Ende des Mittelalters sogenannte *Oberste* oder *Ehrbare Frauen,* meist Angehörige von Patriziergeschlechtern. Ohne eigene Fachausbildung waren sie berufen, in der Geburtshilfe mitzureden und sowohl den Hebammen als auch den Kreißenden zur Seite zu stehen. Dazu gehörte auch, auf Lebenswandel, Berufsausübung der Hebammen und Auswahl bzw. Ausbildung des Nachwuchses zu achten. Wie bei den Chirurgen bestand letztere in einer handwerksmäßig durchgeführten mehrjährigen Lehrzeit bei einer anerkannten Meisterin der Kunst. Die abschließenden Examina nahmen anfänglich die *Ehrbaren Frauen* und die Ratshebammen gemeinsam ab; später wurden die Stadtärzte oder in Universitätsstädten die Professoren der Medizin zugezogen.

Krankenpflege

Die pflegende Tätigkeit in den Hospitälern und Infirmarien der frühmittelalterlichen Klöster ist bereits durch das Edikt von Clermont (1130) wesentlich eingeschränkt worden. Dennoch entwickelten sich aus dem alten Klosterwesen eine Reihe von Ordensbewegungen, die ihre Haupttätigkeit auf die Krankenfürsorge richteten. Daneben blieben die großen geistlichen Orden, wie die der Benediktiner, Zisterzienser und Augustiner trotz ihrer strengen klösterlichen Gemeinschaften im Sinne christlicher Caritas kontinuierlich der allgemeinen Krankenpflege zugewandt. Dies gilt vor allem für ihre weiblichen Zweige. In Paris stand z. B. das Hôtel-Dieu seit dem 13. Jahrhundert unter der Obhut von Augustiner-Chorfrauen. In diesem Zusammenhang darf nicht übersehen werden, daß während der Kreuzzüge (Mitte des 11. Jahrhunderts bis 12. Jahrhundert) auch die geistlichen Ritterorden sich neben dem Schutz der heiligen Stätten und dem Kampf gegen die Muslim der gesundheitlichen Betreuung der Pilger widmeten. Hier sind vor allem die *Brüder des Hospitals vom heiligen Johannes* in Jerusalem (Johanniter, später Malteser) zu nennen, deren Statuten die Betreuung von Kranken festlegten. Auch die ersten drei Gelübde der *Brüder vom Hospital der heiligen Jungfrau Maria zu Jerusalem* (Deutschritter oder Deutscher Orden) schrieben vor, den Kranken zu dienen, die Kirche zu schützen und gehorsam zu sein. Außerdem ist an die weltlichen Orden zu denken, die sich unter dem Schutz der Kirche zu caritativem Dienst verpflichteten. Während im 12. Jahrhundert die *Brüder vom Orden des Heiligen Geistes* sich der Armen- und Krankenpflege auf allen Gebieten verschrieben, pflegten die Antoniter (1095 vom Papst bestätigt) außer den Ergotismuskranken (»Antoniusfeuer«) bevorzugt Hautleidende, was bedeutete, daß sich spezialisierte Gemeinschaften zur Pflege bei einer bestimmten Krankheit herausbildeten. Die Bettelorden der Franziskaner und Dominikaner verstärkten im 13. Jahrhundert die Bewegung, indem sie sich in dichtbesiedelten Städten niederließen. Der von Franz von Assisi gegründete Orden erlangte in diesem Rahmen eine besondere Bedeutung: Obwohl die Terziaren ursprünglich eine Vereinigung von Laien beiderlei Geschlechts waren, erwuchsen hieraus Kongregationen, die sich mit dem Privileg der einfachen Gelübde und erleichterter Klausur der Krankenpflege widmeten. Eine Terziarin war die hl. Elisabeth von Thüringen (1207–1231), die 1229 in Marburg ein Hospital gründete, das später vom Deutschen Orden übernommen und zu einer bedeutenden mittelalterlichen Wallfahrtsstätte wurde. Auch die Dominikanerterziarin Katharina von Siena (1347–1380) ist hier zu nennen.

Die Ende des 12. Jahrhunderts auftretenden Beginen bildeten kleinere Gruppen frommer Jungfrauen und Witwen, die kein Ordensgelübde abzulegen hatten. Sie lebten in eigenen Höfen (sogenannten Beginenhöfen) zusammen und widmeten sich, ohne ihre persönliche Selbständigkeit aufzugeben, im Rahmen der Krankenfürsorge der Hauspflege. Ärzte standen nur selten in einem geregelten Verhältnis zu diesen Gemeinschaften; sie wurden im Bedarfsfalle als Consiliarii herangezogen.

In den Städten des hohen bis späten Mittelalters zeichnen sich erwartungsgemäß die ersten Ansätze eines amtlich geregelten Gesundheitswesens erst dann ab, wenn z. B. die Trägerschaft eines Hospitals in die öffentlichen Hände überging. Stadtarzt und Stadtchirurg hatten die Verpflichtung, dem Hospital mit Rat und Tat zur Verfügung zu stehen. Auch hier haben schließlich die großen Epidemien des 14. bis 16. Jahrhunderts die Dinge entscheidend in Bewegung gebracht.

Mergentheim: Vom Deutschordenssitz zur Badestadt Ein Überblick

von Kuno Ulshöfer

Die Mergentheimer Geschichtsschreibung fristete lange Zeit ein bescheidenes Dasein. Zwar hat der Historische Verein für Württembergisch Franken sich seit 1850 dieses Themas angenommen und in seinen Jahrbüchern regelmäßig Beiträge zur Mergentheimer Geschichte abgedruckt[1]. Aber eine gründliche, wissenschaftlichen Ansprüchen genügende Stadtgeschichte gibt es bis heute noch nicht. Doch hat sich in den letzten zehn Jahren ein gewisser Wandel vollzogen. Seit 1967 Klemens Wieser O.T. und Udo Arnold die Reihe »Quellen und Studien zur Geschichte des Deutschen Ordens« herauszugeben begannen, ist auch die Mergentheimer Geschichte, die seit 1219 mit der Deutschordensgeschichte aufs engste verknüpft ist, wieder verstärkt ins Blickfeld des historischen Interesses gerückt. Im Deutschen Städteatlas veröffentlichte dann Heinz Stoob 1973 als erstes Blatt der ersten Lieferung die Karte Bad Mergentheim mit einem Beiwort. Zwei Jahre später hat das Mergentheimer Jubiläum zum Gedächtnis an die 400 Jahre zuvor hierher verlegte Deutschordensresidenz die weitere Beschäftigung mit der Stadt und dem Deutschen Orden angeregt. Ein erstes Résumé zieht Friedrich Merzbacher in seinem Aufsatz: »Die Stadt Mergentheim und der Deutsche Orden«.

Überblickt man die Geschichte dieses Ortes bis zum Ende des alten Reiches, bemerkt man, daß zwei Epochen extrem aus dem sonst recht ruhigen, kontinuierlichen Geschehen herausragen: die Jahrzehnte um 1300, in denen sich heftige Machtkämpfe um die Stadtherrschaft abspielten, die mit dem Sieg des Ordens endeten, und das 16. Jahrhundert, in dem Mergentheim zum Sitz des Ordens gemacht wurde. Diese Epochen sind quasi die Knotenzeiten, die für das Schicksal dieser Stadt entscheidend waren. Doch soll auch auf die Vor- und »Zwischenzeiten« kurz eingegangen sein.

*

Abkürzungen:		
HUB	=	Hohenlohisches Urkundenbuch
OAB	=	Beschreibung des Oberamts
QStGDtO	=	Quellen und Studien zur Geschichte des Deutschen Ordens
WUB	=	Wirtembergisches Urkundenbuch
ZWLG	=	Zeitschrift für württembergische Landesgeschichte

1 Siehe die jeweiligen Titel in: W. Heyd, Bibliographie der württembergischen Geschichte II. 1896ff. Die modernere Literatur s. im Beitrag von Friedrich Merzbacher, Die Stadt Mergentheim und der Deutsche Orden. In: Von Akkon bis Wien. Studien zur Deutschordensgeschichte vom 13. bis zum 20. Jahrhundert (QStGDtO 20). 1978. S. 43–61.

Im Mergentheimer Kurgelände sind Reste einer vorgeschichtlichen Siedlung an einer Salzquelle nachgewiesen: »möglicherweise ein Dorf von Salzsiedern und Salzhändlern, die nebenbei als Bauern tätig waren«[2]. Anders als im nahen Hall, für das Gerd Wunder eine Siedlungskontinuität wahrscheinlich gemacht hat, gibt es in Mergentheim eine solche nicht. In geschichtlicher Zeit tauchen – ganz im Gegensatz zur Haller Überlieferung – Nachrichten zur Mergentheimer Salzquelle nicht mehr auf; sie wurde erst 1826 wiederentdeckt. Dagegen sind auf Grund der Taubertäler Ortsnamen wichtige siedlungsgeschichtliche Vorgänge faßbar. Perlenartig reihen sich im mittleren Taubertal zwischen Röttingen und Edelfingen die -heim-Orte aneinander, auf eine systematische Besiedlung hindeutend: Schäftersheim – Weikersheim – Elpersheim – Markelsheim – Igersheim – Mergentheim und, danach, Tauberbischofsheim.

Dazu Hans Jänichen: »Die Siedlungen mit den landwirtschaftlich am besten und am leichtesten zu nutzenden Böden tragen -ingen- und -heim-Ortsnamen. Man darf füglich annehmen, daß diese zu den ältesten deutschen gehören, und bezeichnet deshalb den von ihnen eingenommenen Raum als Altsiedelland«[3]. Der Ortsname Mergentheim fällt als einziger Name mit weiblichem Grundwort aus der eben erwähnten Reihe heraus. Er ist ein sprachgeschichtliches Paradigma, weshalb ich kurz näher auf ihn eingehen will, zumal sich bis heute eine mythische Siedlungsgründerin »Marigund« in der Literatur herumtreibt: Der Ortsname enthält den Genitiv des Personennamens Maria: *Marien* mit germanischer Betonung auf der ersten Wortsilbe: *Márjen.* Das j der zweiten Silbe des Namens hat im 8. Jahrhundert sprachlichen Gesetzen folgend die Umlautung des kurzen -a- bewirkt: *Mérjen.* Der Semivokal -j-, spirantisch gesprochen (und zwar in der einheimischen ostfränkischen Mundart bis heute), wandelt sich in der Lautgruppe -rj- zum Verschlußlaut -g-: *Mérgen* (vgl. den Ortsnamen St. Märgen im Schwarzwald)[4]. Schließlich schiebt sich zwischen Bedeutungswort *Märgen-* und Suffix *-heim* aus euphonischen Gründen der Gleitkonsonant *-t-* ein: *Mergen-t-heim.* Mundartlich wird dieser Ortsname nicht benützt. Im hier gesprochenen Ostfränkischen heißt der Ort heute: Mæϱχədō:l = *Mariental.* Dieser Bezeichnung kann sprachlich ein ganz in der Nähe gebrauchter Flurname *Mergelter* zugeordnet werden, der durch Metathesis von l und Schluß-r (ursprünglich apokopiertes -n) aus *Mergental*[5] entstanden ist. Die Zusammenhänge sind noch nicht vollständig geklärt.

Die fränkische Siedlung um einen »Reichshof«[6] mit einer Martinskirche[7] aus der Zeit um 720/50 und mit einem Marktbereich[8] entwickelte sich zum Grafensitz im Taubergau.

2 Walter Carlé, Zur Frage der vor- und frühgeschichtlichen Salinen in Baden-Württemberg (Oberrh. geol. Abh. 14). 1965. S. 141–166; Mergentheim S. 155–159.

3 Hans Jänichen, Der alemannische und fränkische Siedlungsraum. Historischer Atlas von Baden-Württemberg IV, 1–2 Erläuterungen. 1972.

4 Adolf Bach, Deutsche Namenkunde I. 1952. § 21.1.

5 Vgl. dazu analog die ostfränkische Mundartform Hesselte(r) für Hesse*ntal.*

6 Johannes Zeller, Mergentheim – seine Entwicklung von 500–1300. In: Württembergisch Franken 20/21 (1939/40). S. 166ff.; hier S. 175ff.

7 Historischer Atlas von Baden-Württemberg, Karte VIII, 1a. 1975.

8 Heinz Stoob, Deutscher Städteatlas, Lfg. I Nr. 1. 1973.

Während der Taubergau selbst früh bezeugt ist[9], wird die Grafschaft Mergentheim nur zweimal genannt: in einer Urkunde Heinrichs IV. 1058 (*in pago Tubergewe, in comitatu Mergintaim*[10]) und im Codex Hirsaugiensis zum Jahr 1103 (*in provincia Osterfrancken in comitatu Mergentheim*[11]). Seit dem 11. Jahrhundert ist Ortsadel urkundlich erwähnt[12].

Im 12. Jahrhundert sind u. a. die Herren von Lauda hier begütert, als deren Besitznachfolger z. T. die Herren von Hohenlohe angesehen werden, die seit der Mitte des Jahrhunderts im Taubertal nachgewiesen sind. Erst jüngst haben Hansmartin Decker-Hauff und Gerd Wunder wesentliche neue Erkenntnisse zur Frühgeschichte dieses Hochadelshauses gewonnen, als dessen Stammutter Sophia de Pfuzicha (Pfitzingen), eine Tochter Konrads III., anzunehmen ist[13]. Das aus staufischer Wurzel kommende Haus Hohenlohe spielt die wichtigste Rolle in der Mergentheimer Geschichte des 12. und 13. Jahrhunderts. Hohenlohe verfügt über umfassenden Besitz, teilweise als würzburgisches Lehen, in Mergentheim. 1207 gibt der *nobilis miles Albertus de Hohenloch cum assensu Hedewigis, coniugis sue, et fratris sui Heinrici* den Patronat der Mergentheimer Kirche an die Johanniter[14], die damals seit wenigen Jahren im Bereich des alten Mergentheimer Königshofes saßen. Aber nicht der Johanniterorden, sondern der Deutschorden sollte hier bald eine maßgebende Rolle spielen. Von fünf Brüdern Hohenlohe waren drei in diesen Orden eingetreten, Andreas, Heinrich und Friedrich, während die beiden weltlichen, Gottfried und Konrad, die Linien Hohenlohe und Hohenlohe-Brauneck weiterführten. Außer Friedrich, der nach 1219/20 nicht mehr genannt wird, war diese Brüdergeneration viel im Reichsdienst tätig, meist in nächster Umgebung der Staufer[15]. Sie stiegen zu hohen Würden auf, Heinrich war schließlich Deutschmeister und dann Hochmeister geworden. Andreas hatte in einem Teilungsvertrag mit seinen Brüdern 1219 den Hauptanteil des Mergentheimer Besitzes erhalten: *omnem proprietatem in Mergentheim, utrumque castrum, silvam Ketereit, vishweide in Tubera et Tubereia pascua, telonium, iudicium et decimam ibidem*[16]. Dieser Besitz geht in Deutschordenshand über. Andreas selbst wird im Deutschordensanniversar *fundator domus nostre in Mergentheim*[17] genannt. Auch die Deutschordensbrüder Heinrich und

9 769 (dazu Carlheinz GRÄTER, Bad Mergentheim. 1972); 807 (WUB I, S. 66/67 Nr. LXII), der Name des Grafen Autolf, Odulfus, erinnert an den PN in Edelfingen, früher Öttelfingen; 823 (WUB I, S. 101 Nr. LXXXVII); 889 (WUB I, S. 190 Nr. CLXIV und S. 192 Nr. CLVV); 1045 (WUB I, S. 268 Nr. CCXXVI); 1054 (WUB I, S. 272 Nr. CCXXIX); 1058 (WUB I, S. 274 Nr. CCXXXI).

10 WUB I, S. 274 Nr. CCXXXI.

11 Stuttgart 1843. S. 44.

12 Belege in: OAB Mergentheim. 1880. Regesten, S. 387.

13 Hansmartin DECKER-HAUFF, Das Staufische Haus. In: Die Zeit der Staufer. III. 1977. S. 339ff.; hier S. 353 Nr. 50. – Gerd WUNDER, Die Edelherren von Weikersheim und Pfitzingen und die Anfänge des Hauses Hohenlohe. In: Württembergisch Franken 63 (1979). S. 3–12. Dazu: Stammtafeln des fürstlichen Hauses Hohenlohe. 1979 (Tafel 2).

14 HUB I, Nr. 26.

15 Dazu Gerd WUNDER, Gottfried, Konrad und Heinrich von Hohenlohe, Gebrüder. Edelherren in Franken und Diener des Kaisers. In: Lebensbilder aus Schwaben und Franken 11. 1969. S. 1–22.

16 HUB I, Nr. 37. Hohenlohe hat auch später noch Besitz in Mergentheim.

17 HUB I, Nr. 321/25.

Friedrich von Hohenlohe vermachen ihre gesamte Habe dem Deutschen Haus[18]. Das scheint nicht ohne langwierige Auseinandersetzungen in der Familie Hohenlohe vor sich gegangen zu sein. Der Orden aber läßt sich die Abmachungen des Jahres 1219 sofort von König Friedrich II. in Hagenau bestätigen[19]; und vor Bischof Otto von Würzburg versprechen die weltlichen Brüder Gottfried und Konrad schließlich noch einmal, die Verträge einzuhalten, und garantieren dem Orden seinen Besitz: *ut eadem [feoda] cunctis postmodum evis a domo Theotonica teneantur*[20]. Auch diese Urkunde läßt sich der Deutsche Orden von König Friedrich in Frankfurt konfirmieren; als Zeugen fungieren die Erzbischöfe von Mainz, Trier, Köln, Magdeburg, die Bischöfe von Bamberg, Eichstätt, Naumburg, Regensburg u. v. a. Noch ein letztes Beispiel für die planmäßige Erwerbung und Absicherung von Besitztiteln durch den Orden in Mergentheim: 1222 erhält der Orden von den Hohenlohebrüdern den Mergentheimer Zehnten als Würzburger Lehen, 1224 gibt der Bischof von Würzburg das Eigentumsrecht daran auf, 1225 bestätigt Papst Honorius III. diesen Handel[21]! Besser kann man seinen Besitz nicht sichern!

Mergentheim verkörperte einen besonderen Typus von Deutschordensniederlassungen, wie Dieter Wojtecki 1976 ausführte: »Die Grundlage des Ordenshauses bilden nicht wie andernorts ein Spital oder ein Patronat (diese befanden sich ja in der Hand der früher hier ansässig gewordenen Johanniter), sondern ein direkt schon als Kommendenhaus nutzbares *castrum* samt Grundbesitz.« Wojtecki charakterisiert die Mergentheimer Kommende – im Gegensatz etwa zu den kurz vorher gegründeten Kommenden Nürnberg, Regensburg und Würzburg – als »Hauskommende der Hohenlohe«[22].

Mergentheim bietet Platz für die Abhaltung von Generalkapiteln, die um die Mitte des Jahrhunderts den Hochmeister, den Deutschmeister und viele Ordensobere hierherführen[23]. Unter dem Komtur Andreas von Hohenlohe wird die Schloßkirche errichtet, in der dieser 1269 neben seinem Bruder, dem 1249 verstorbenen Hochmeister Heinrich, bestattet ist. Die Deutschordenspriester Heinrich von Streitberg, Bischof von Samland, und Johannes, Bischof von Litauen, weihen die von den Johannitern nach der Jahrhundertmitte erweiterte Pfarrkirche und deren Altäre[24].

Der Deutsche Orden ist unbestreitbar die stärkste Macht in Mergentheim, was unweigerlich zu Konflikten mit den anderen Kräften in der Stadt führen muß – ich sage: in der Stadt. Heinz Stoob hat mit guten Gründen dargetan, daß Mergentheim in dieser Zeit füglich als Stadt zu bezeichnen ist[25], nicht nur, weil dies die planmäßige Marktanlage vorgibt mit ihren zwischenzeitlichen Erweiterungen und einer Niederlassung der

18 HUB I, Nr. 40, 44.
19 HUB I, Nr. 44.
20 HUB I, Nr. 45.
21 HUB I, Nr. 49, 57, 58.
22 Dieter WOJTECKI, Der Deutsche Orden im württembergischen Franken. Zur Entwicklung, Besitz- und Personalgeschichte der Kommenden Mergentheim, Heilbronn und Horneck im 13. Jh. In: Württembergisch Franken 60 (1976), S. 55–113; hier S. 58f.
23 WOJTECKI, wie Anm. 22, S. 62f. (1240, 1248).
24 WOJTECKI, wie Anm. 22, S. 64.
25 STOOB, wie Anm. 8, Beiwort.

Dominikaner um 1250 sowie seit 1291 der Anlage eines schöntalischen Klosterhofs, sondern auch, weil man, urkundlich gesichert, auf eine verfaßte städtische Gemeinde (1268 *civium unitas*[26]) schließen kann. Die Anwesenheit von Juden in Mergentheim stützt diese Argumentation[27]; sie deutet ebenfalls auf ein städtisches Gemeinwesen hin.

Es kam, was kommen mußte: der Kampf der Gruppen um die Macht in der Stadt. Die Parteien sind eindeutig herausschälbar: Gegen den Deutschen Orden formieren sich der Johanniterorden und die Bürgerschaft (und damit der Stadtadel). Zur ersten dokumentierten Auseinandersetzung kommt es 1268, als die Deutschen Herren den Bürgern offenbar das Wasser abgegraben hatten – dies ist ganz wörtlich zu nehmen – und nun eine eigene Wasserleitung der Bürger mitfinanzieren müssen: *in subsidium autem aqueductus civium fratres prenotati sex libras Hallensium tradiderunt*[28]. Rechtsvertreter der Bürgerschaft war der Johanniter Eberhard, *commendator domus hospitalis!* Massiver sind die Streitigkeiten um Holzrechte in der Mark Mergentheim, in die der *commendator domus sancte Marie in Mergentheim* sowie der *commendator sacre domus hospitalis sancti Johannis* und viele Mergentheimer Ritter *(milites)* verwickelt waren[29]. Schließlich gehen die Deutschen Herren mit Waffengewalt – *manu armata* – gegen eine Johannitermühle in Mergentheim vor[30].

Dies sind drei einzelne Fälle, die Spitze des Eisbergs, die zeigen, worum es dem Deutschen Orden zu tun war: um die »gewaltsame Ausschaltung von wirtschaftlicher Konkurrenz«[31], so Wojtecki; ja man kann noch weitergehen und sagen: um die Ausschaltung anderer Kräfte in der Stadt überhaupt. In den Mitteln waren die Ordensritter wenig wählerisch. Sie haben rechtlicher denkende Leute offenbar mit ihrem Vorgehen vor den Kopf gestoßen – wie anders wäre es zu verstehen, daß der als Vermittler im Streit zwischen Deutschorden und Johannitern eingesetzte Bischof von Würzburg samt den vier vom Deutschorden berufenen Beisitzern ihr Schiedsrichteramt zurückgeben – *arduis nostre ecclesie … negotiis*[32], wegen dringender Geschäfte im Hochstift.

Der von Wojtecki herausgearbeitete Charakter der Mergentheimer Kommende als Hohenloher Hauskommende, deren Mitglieder im 13. Jahrhundert zu 40 Prozent aus Hochadelsfamilien stammten[33], läßt auch den Schluß zu, daß die Politik der Hauskommende den Regeln der hochadligen Politik der weltlichen Herrschaften folgte. Während der Deutsche Orden z. B. in Heilbronn gegen die Bürgerschaft der sich entwickelnden Reichsstadt nicht aufkommen konnte, ist ihm dies in Mergentheim gelungen. Hier ist der

26 HUB I, Nr. 313, WUB 6, S. 356.
27 Stoob, wie Anm. 8, Beiwort: »Niederlassungen von Bettelorden und Juden sind überall ein zuverlässiger Beleg für städtisches Leben.«
28 WUB 6, Nr. 1964 (1268).
29 HUB I, Nr. 456 (1285). 1299 geht es um die Verlängerung der Vereinbarung; Vertragsteilnehmer sind: *der commendur und bruder vom Tiuczenhus einhalp, der commendur unde die bruder vom spital, die ritere und die gemeinde der burger ze Mergentheim anderthalp* (HUB I, Nr. 606).
30 WUB 9, Nr. 3721 (1288).
31 Wojtecki, wie Anm. 22, S. 67.
32 WUB 11, Nr. 4955 (1297).
33 Wojtecki, wie Anm. 22, S. 77.

Orden um 1300 faktisch Ortsherr; Johanniterorden, Ortsadel und Bürgerschaft waren nahezu entmachtet. Das 14. Jahrhundert ist das Jahrhundert der Agonie einer Bürgerschaft. Die Deutschen Herren verstehen es, sich in ein gutes Licht bei Ludwig dem Bayern zu stellen, von dem sie erhebliche Privilegien erhalten. Seit 1330 kreisen sie Mergentheim mit einer Mauer ein. Stoob, der sich mit der Mergentheimer Topographie eingehend beschäftigt hat, stellt fest: Dieser Bering dient nicht dem Schutz der Stadt, sondern ihrer Überwältigung[34]. 1340 erhält der Orden von Kaiser Ludwig das Recht, aus dem Markt Mergentheim eine Stadt zu machen – ein Anachronismus, wie wir oben gesehen haben –, dazu bekommt der Orden alle Gerichtsrechte in seine Hand, den Königsbann, das *privilegium de non evocando*. Die Bürger müssen ab sofort *die oftgenanten Tutschen herren erkennen, haben und undertenig sin als irn rechten herren*[35]. Der Orden setzt *rihter, scheppfen und rat* ein.

Das war ein Sieg auf der ganzen Linie. Ausführungsregelungen ergänzten die Bestimmungen der Urkunde von 1340: Ratssitzungen dürfen nur in Anwesenheit eines Vertreters des Deutschordens gehalten werden; Steuererhebungen bedürfen der Zustimmung des Ordens; die Einnahmen sind vor dem Komtur zu verrechnen. Mauern, Türme, Gräben dürfen nur mit Willen und Rat der Deutschordensherren gebaut werden – so ging das weiter[36]. Eine aufgebrachte Bürgerabordnung, die dieses Vorgehen für rechtswidrig hält, geht nach München, beruft sich vor Ludwig dem Bayern auf alte Privilegien. Ludwig erklärt diese zugunsten des Ordens kurzerhand für kraftlos. Die enttäuschten, geprellten, entmachteten, zermürbten Bürger leisten nun keinen ernsthaften Widerstand mehr; sie huldigen dem Hochmeister.

Damit waren auch die guten Tage des Johanniterordens in Mergentheim gezählt. Er gab den entmutigenden Kampf gegen die Mächtigeren auf. 1355 traten die Johanniter dem Deutschen Orden alle ihre Gülten und Rechte zu Mergentheim innerhalb der Ringmauer ab – außer dem Pfarrpatronat[37]. 1380 flackerte nochmals, anläßlich einer Huldigung, ein Bürgeraufstand auf, der rasch niedergeschlagen wurde. Die Rädelsführer nahm der Deutschmeister gefangen; er entließ sie zwei Jahre später auf Fürsprache Konrads von (Hohenlohe-)Brauneck[38], nachdem sie Urphed geschworen hatten, d. h. des Landes verwiesen worden waren. Das 1425 angelegte Mergentheimer Stadtrechtsbuch beginnt mit dem Bürgereid: *Die bürger sollen sweren unserem meister und dem orden getruw und gewer zu sin...*[39].

Die Ummauerung hatte die Fläche der Stadt festgelegt. Ein Straßenkreuz teilte die Anlage in vier Quartiere, die gleichzeitig der Wehrorganisation zugrundelagen. Stoob gesteht dieser Stadt um 1500 etwa 2000 Einwohner zu; er nennt Mergentheim eine »kleine Mittelstadt zunehmenden Wohlstandes«[40]. Die Stadt war groß genug, um

34 Stoob, wie Anm. 8, Beiwort. Dort auch alle Belege für die Privilegien der anfangsvierziger Jahre.
35 Stadtarchiv Mergentheim (OAB Mergentheim, S. 398, 1340 Juli 2).
36 1342. Ausführliches Regest OAB Mergentheim, S. 399 (1342 Sept. 22).
37 Württembergisch Franken 4 (1857) S. 283.
38 S. OAB Mergentheim, S. 405.
39 Stadtarchiv Mergentheim Nr. 19 (Rückensign.: B 21).
40 Stoob, wie Anm. 8, Beiwort.

Königsbesuche zu verkraften[41], die 1294 mit König Adolf begannen – die Kosten teilten sich seit einem Besuch Karls IV. 1357 der Deutschorden zur Hälfte, die Johanniter und der Schöntalerhof je zu einem Viertel.

Auch einzelne Reichsstände und Bünde tagten hier gelegentlich, so 1523, kurz bevor die Stürme des Bauernkriegs über Mergentheim hinwegfegten, der Schwäbische Bund, dem der Orden beitrat. Das Taubertal war ein Zentrum der Bauernerhebung, bis am 2. Juni 1525 die Schlacht im nahen Königshofen das Schicksal der Taubertäler und Odenwälder Bauern besiegelte und eine Wende im ganzen Krieg hervorrief. Im Kriegsgeschehen war übrigens der Deutschordenssitz Horneck bei Gundelsheim niedergebrannt worden.

Dieses Jahr – 1525 – wurde zum Schicksalsjahr in der Mergentheimer Ortsgeschichte. Am 10. April 1525 hatte der zur Reformation übergetretene Hochmeister Albrecht von Brandenburg-Ansbach das Ordensland Preußen der Krone Polen als Lehen aufgegeben und in Krakau die Herzogswürde empfangen. Diese beiden Vorgänge, die Zerstörung des Ordenssitzes Horneck und der Verlust der preußischen Ordenslande, sind die Ursachen für den weiteren Verlauf der Mergentheimer Geschichte. Zunächst wurde diese Stadt auf Grund eines Beschlusses des auf der Kapfenburg tagenden Balleikapitels vorläufiger, nach einigen Verlängerungen des Provisoriums schließlich endgültiger Sitz des Deutschmeisters, an dem 1526 Walter von Cronberg als erster Mergentheimer Deutschmeister aufzog. Wenig später übertrug der Kaiser dem Deutschmeister auch die Wahrnehmung der Interessen des Hochmeisters als Administrator. Mergentheim war nun nach Jerusalem/Akkon und Montfort, Venedig, Marienburg und Königsberg Residenz des Deutschen Ordens geworden[42]. Unter Walter von Cronberg war die wichtigste Aufgabe, »Ehre, Einheit und tragfähige materielle Basis des Deutschen Ordens« wiederherzustellen[43]. Die Wiedergewinnung Preußens hatte dabei für Cronberg absoluten Vorrang. Udo Arnold schildert in seinem Aufsatz »Mergentheim und Königsberg/Berlin – die Rekuperationsbemühungen des Deutschen Ordens auf Preußen«[44] eindrucksvoll die vergeblichen Bestrebungen des Ordens, die weder vom Reich noch von Rom Unterstützung erhielten. 1571 mußte dann auch das Mergentheimer Kapitel den status quo anerkennen und zugeben: Preußen und Livland gingen dem Orden verloren[45]. Politisch hatte der Orden seine Rolle ausgespielt. Mit der Wahl des Habsburgers Erzherzog Leopold Wilhelm (1641) nahmen die Deutschmeister und Hochmeisteradministratoren hier auch nicht mehr ihren dauernden Sitz. Des Erzherzogs Vorgänger, Johann Kaspar von Stadion, war 1631 mit dem Ordensschatz und dem Ordensarchiv aus der Stadt geflohen – Mergentheim gehörte damals für einige Jahre, bis

41 Nachweise in der OAB Mergentheim.

42 Walther HUBATSCH, Hochmeister-Residenzen des Deutschen Ordens. In: Württembergisch Franken 60 (1976). S. 3–13.

43 Axel HERRMANN, Der Deutsche Orden unter Walter von Cronberg (1525–1543). Zur Politik und Struktur des »Teutschen Adels Spitale« im Reformationszeitalter (QStGDtO 36). 1974.

44 Udo ARNOLD, Mergentheim und Königsberg/Berlin – die Rekuperationsbemühungen des Deutschen Ordens auf Preußen. In: Württembergisch Franken 60 (1976). S. 14–54.

45 ARNOLD, wie Anm. 44, S. 24.

zur Nördlinger Schlacht, den Schweden[46]. Erzherzog Wilhelm war nicht nur Hoch- und Deutschmeister, sondern in auffallender Ämterhäufung gleichzeitig Bischof von Straßburg, Passau, Halberstadt, Olmütz und Breslau sowie Abt mehrerer Klöster. In Mergentheim saß damals lediglich noch die Ordensregierung und -verwaltung. Zwischen Mergentheim und Berlin gab es kaum andere Beziehungen als Titulaturstreitigkeiten wegen des Anspruchs auf die preußischen Lande, Streitigkeiten, die nach der Krönung des Kurfürsten Friedrich III. zum König in Preußen wieder verstärkt auftraten. König Friedrich ließ von dem aus der Reichsstadt Hall stammenden Hallenser Staatsrechtler Johann Peter Ludewig eine Streitschrift »Verteidigtes Preußen« verfassen. »Aufmerksam beobachtete man im Orden alles, was Kurbrandenburg und damit Preußen betraf, doch die tägliche Nachbarschaft mit den brandenburgischen Besitzungen in Franken rief der Mergentheimer Regierung nur allzuoft schmerzlich ins Gedächtnis, wie wenig all jene Proteste, Berichte und Ratschläge halfen gegen die politische harte Realität«[47].

Für die Stadt Mergentheim selbst war die Verlegung des Ordenssitzes hierher nicht nachteilig – im Gegenteil: Eine rege Bautätigkeit förderte das Handwerk, die Bedürfnisse der Ordensverwaltung stärkten Handel und Gewerbe. Noch im 16. Jahrhundert wurden nicht nur die Ringmauern ausgebaut, es entstanden auch das Rathaus auf dem Hauptmarkt und die Renaissancebauten im Schloß; die Dominikanerkirche und das Heiliggeistspital wurden renoviert. Am Stadtrand siedelten sich 1628 unter Assistenz des Deutschordens die Kapuziner an. Im 18. Jahrhundert erhielt die Schloßanlage ein ganz neues Gesicht – besonders zu erwähnen sind Balthasar Neumanns Schloßkirche und Franz Anton Bagnatos Kapitelsaal. Die kulturellen Akzente, die der Orden für seine Stadt setzte, hebt Pater Dr. Bernhard Demel hervor[48]; doch muß man daran erinnern, daß das kulturelle Leben in der Residenz nicht eigentlich für eine löbliche Bürgerschaft gedacht war; die Bürger nahmen allenfalls als Zaungäste daran teil. Aber es ließ sich unter der Ordensherrschaft gut leben: 1537 hob der Orden in Mergentheim die Leibeigenschaft auf, 1546 richtete der Hoch- und Deutschmeister (dies der kurzgefaßte Titel des Ordensoberen) Wolfgang Schutzbar, genannt Milchling, eine vorbildliche Wasserleitung ein – sein Standbild auf dem Marktbrunnen war der Dank der Bürgerschaft. Dem Orden unterstand das deutsche und lateinische Schulwesen (seit 1700 vierklassiges Gymnasium, später um einen zweiklassigen Philosophiekurs erweitert[49]; 1788 hat der Orden das Philosophiestudium eingeführt); daneben gab es zweihundert Jahre lang ein Priesterseminar (1606–1809) und zeitweise eine eigene theologische Lehranstalt[50]. Daß in der Residenzstadt eines reichsunmittelbaren Fürsten, wie bedeutend dieser auch immer war, Kunst und Kultur gepflegt wurden und gerade die Baukunst zu hoher Blüte kam, versteht sich von selbst. Pater Dr. Demel hat darüber sehr anschaulich gehandelt;

46 Dazu OAB Mergentheim, S. 291.
47 Arnold, wie Anm. 44, S. 41.
48 Bernhard Demel, Mergentheim – Residenz des Deutschen Ordens. In: ZWLG 34/35 (1975/1976), S. 184ff.
49 Demel, wie Anm. 48, S. 191ff.
50 Demel, wie Anm. 48, S. 197ff.

ein Beispiel: »Während der Krönungsreisen Leopolds II. und Franz' II., aber auch aus Anlaß der Generalkapitel 1780 und zumal 1791 scheute der üppiger Prachtentfaltung eher abholde Habsburger [der Hoch- und Deutschmeister Erzherzog] Max Franz weder Kosten noch Prunk. Zur Verkürzung der langen Herbsttage in der *wenig Vergnügen bietenden Gegend* spielte das kurkölnische Orchester, dem als Bratschist Ludwig van Beethoven angehörte...«[51]. Maximilian Franz, der jüngste Sohn Maria Theresias, Kurfürst von Köln und Fürstbischof von Münster, war sicher der bedeutendste Mergentheimer Landesherr, der die in alten Formalien hängengebliebene und verfilzte Mergentheimer Verwaltung neu gestaltete.

Er straffte die ganze Landesverwaltung (das *Tauberoberamt* wurde unter ihm geschaffen, die Stadt Mergentheim erhielt statt des bisherigen Magistrats nunmehr einen ordentlichen Stadtschultheißen mit einem Stadtschreiber und drei Beisitzern aus der Bürgerschaft); er verbesserte die Justiz, reorganisierte die Finanzverwaltung, förderte – ebenfalls weitgehend im Geiste seines ältesten Bruders Joseph – die Wirtschafts- und Wohlfahrtspolitik und reformierte das Erziehungs- und Bildungswesen. Klaus Oldenhage beschreibt ihn treffend: »Trotz seines manchmal bissigen Humors war er nüchtern und hausbacken, redlich und besonnen; praktische Erfahrung und reifliche Überlegung bestimmten seine Entscheidungen. Aber waren nicht gerade der Sinn für das Alltägliche und die Liebe zum Detail Eigenschaften, die ihn erst befähigten, in mühevoller Kleinarbeit die Pflichten eines über einen verhältnismäßig unbedeutenden Kleinstaat gebietenden Regenten sorgfältig zu erfüllen«[52]?

Doch es war Endzeitstimmung, Revolutionszeit; alle Ordnung war aus den Fugen. Französische Truppen bedrängten die Stadt, den fränkischen Kreis und den Orden, preßten ihn finanziell aus. Der Hochmeister Max Franz starb 1801, kurz nach dem Frieden von Lunéville, und überließ Amt und Würde Erzherzog Karl, dem nach wenigen Jahren sein Bruder Anton Viktor folgte: Am 8. August 1805 fand in der Schloßkirche zum letzten Mal in der Mergentheimer Geschichte die Inthronisation eines Hochmeisters statt. Die Bestimmungen des Preßburger Friedens 1805 übertrugen dem Kaiserhaus die erbliche Würde des Hoch- und Deutschmeisters, der gleichzeitig seiner Reichsstandschaft verlustig ging. Und 1809 entschied Napoleon: *Der Deutsche Orden ist in allen Staaten des Rheinbundes aufgehoben. Das Gebiet von Mergentheim mit den an das Hochmeistertum geknüpften Rechten, Domänen, Revenuen wird mit der Krone Württemberg vereinigt!* Dies war das Ende der Stadt als Residenz. Ohne Gewalt ging die Übernahme des Mergentheimer Gebietes durch den neuen Landesherrn nicht vor sich und der Ruf *Vivat Kaiser Franz, vivat Anton Viktor, schlagt die Württemberger Hunde tot!* weckte noch viel Widerstand. Erst als die Anführer und Hauptschreier an den

51 Näheres bei DEMEL, wie Anm. 48, S. 207ff.; hier S. 209 (Hervorhebung durch Demel) unter Verwendung von Forschungsergebnissen aus: Klaus OLDENHAGE, Kurfürst Erzherzog Maximilian Franz als Hoch- und Deutschmeister (1780–1801) (QStGDtO 34). 1969.
52 OLDENHAGE, wie Anm. 51, S. 185.

Galgen hingen oder in die württembergischen Gefängnisse gewandert waren, kehrte Ruhe ein[53].

»Seitdem«, so berichtet die Mergentheimer Oberamtsbeschreibung, »ist aus dem anmuthigen Ort immer mehr eine gut württembergische Landstadt geworden«.

*

Eine solche gute kleine Stadt wäre Mergentheim vielleicht geblieben, wenn nicht im Jahre 1826 der Schafknecht Gehring die Mineralquellen bei der Tauber wiederentdeckt hätte, die der Stadt den Weg in die Zukunft ebneten. Die Quellen waren, wie man aus Bodenfunden schließt, in vorgeschichtlicher Zeit bereits bekanntgewesen, dann aber in Vergessenheit geraten. Doch auch nach der Wiederauffindung lag die damals erwartete rosige Zukunft noch in weiter Ferne, und die wirtschaftlichen Geschicke des Heilbades im 19. Jahrhundert waren nicht vom Glück begünstigt. Zwar brachten die Analysen des Mineralwassers günstige Ergebnisse. Schon die ersten sehr positiv verlaufenen Untersuchungen durch das Oberamtsphysikat (Dr. Bauer) wurden durch weitere Analysen damals kompetenter Chemiker (Tübingen: Prof. Sigwart, Prof. Gmelin; Würzburg: Prof. Pickel; München: Prof. Vogel) bestätigt, bis sogar der berühmte Justus von Liebig einen überdurchschnittlichen Gehalt des Mergentheimer Heilwassers an Koch-, Glauber- und Bittersalz und Verbindungen mit Jod- und Bromnatrium feststellte. Von da aus gesehen hätte einer nutzbringenden Anwendung nichts im Wege gestanden. Nach einem Tübinger Gutachten von 1830 lautete die Heilanzeige: *Chronische Hämorrhoidal- und Zeitflüsse-Beschwerden, Anstoppung von Eingeweiden des Unterleibs und darin begründete hypochondrische Leiden, chronische Gichtbeschwerden, besonders wenn sie mit Unterleibsübeln verbunden sind, anfangende physische Beschwerden und endlich hauptsächlich Leiden des lymphatischen Systems, besonders der Scrophal-Krankheit*[54]. Doch bis das Bad 1932 durch die Kurverwaltung Bad Mergentheim GmbH finanziell saniert wurde, ging es durch viele Hände: 1828 bis 1834 war es in städtischem Besitz; 1834 bis 1852 gehörte es einem Privatunternehmer (Friedrich Kuhn), 1852 bis 1885 einem Konsortium, 1885 bis 1897 einem amerikanischen Arzt (Dr. Georg August Herschel); 1897 bis 1905 bestand mit städtischer Beteiligung eine *Karlsbad GmbH* und 1906 bis 1931 eine Aktiengesellschaft mit der Stadt als Gesellschafter. Dieser häufige Wechsel deutet nicht auf ein florierendes Unternehmen. Tatsächlich lagen die Gründe für den Wechsel immer in finanziellen Zusammenbrüchen: Wirtschaftlich gesehen war das Heilbad damals ein Mißerfolg. Man darf jedoch nicht verkennen, daß Handwerk, Handel und Gewerbe in Mergentheim ihren Vorteil aus dem Heilbad zogen, und auch, daß viele Heilungssuchende hier oft Besserung oder gar Genesung fanden. Sie kamen in den ersten Jahren vor allem aus Württemberg und Baden, bald aber auch aus weiteren Entfernun-

53 Kuno ULSHÖFER, Fränkische Rebellen gegen Württemberg. In: Hohenlohe heute 1/12 (1972), S. 20–22.

54 Gustav Adolf RENZ, Geschichte des Heilbades Mergentheim. 1938. cursim; hier S. 33f. – Moderne Analysen s. Walter CARLÉ, Die Mineral- und Thermalwässer von Mitteleuropa. 1975. S. 335f.

gen. Die Badgäste setzten sich aus Menschen aller Bevölkerungsschichten zusammen; meistens jedoch waren es Angehörige wohlhabender Klassen: »vorzugsweise Geistliche beider Konfessionen, Beamte und Offiziere, vielfach auch Adelige«[55]. An Bedürftige wurden in geringem Umfang sogenannte *Armenbäder* abgegeben. Neben der Badekur bot sich in Mergentheim die Trinkkur an, in kleinerem Ausmaß auch der Heilwasserversand. Mit der Entwicklung der modernen medizinischen Balneologie wurden die Heilanzeigen differenzierter, und mit dem Ausbau des Krankenversicherungswesens kamen und kommen jetzt die Anwendungen breiten Bevölkerungskreisen zugute.

55 Renz, wie Anm. 54, S. 47.

Das Katharinen-Hospital in Stuttgart
Zur Geschichte der Stuttgarter Krankenanstalten bis zu seiner Gründung

VON KURT LEIPNER

Die Geschichte der Stuttgarter Krankenanstalten bzw. und richtiger der früheren karitativen und sozialen Einrichtungen unterscheidet sich nicht oder nur wenig von der anderer Städte. Auch in Stuttgart gab es z. B. ein Sondersiechenhaus, ein Seelhaus und ein Spital[1].

Das Spital

»Im 13. Jahrhundert hatte noch keine der württembergischen Städte ein Spital. Erst für die Mitte des 14. Jahrhunderts ist das erste Spital in der Grafschaft genannt: 1350 hat die Gemahlin des Grafen Ulrich IV., Katharina von Helfenstein, das Stuttgarter Spital gestiftet bzw. neu ausgestattet«[2]. Schon zu Anfang des 14. Jahrhunderts soll – nach freilich unsicherer Überlieferung – in Stuttgart ein Spital bestanden haben, über dessen Anfänge jedoch nichts weiter bekannt ist[3]. Möglicherweise war daher die Stiftung der Gräfin nur eine Neugründung dieser alten Anstalt. Von der Stifterin trug es den Namen Katharinenhospital. Es erhielt innerhalb der Stadtmauer, in unmittelbarer Nähe eines Stadttores, eine geräumige Heimstätte mit einer Kapelle, für die Graf Eberhard der Milde am 11. September 1409 eine Kaplanei stiftete und sie reich dotierte.

Es kann daher wohl als gesichert gelten, daß das Stuttgarter Spital nicht von der Stadt, sondern von der Herrschaft gegründet worden ist. »Noch 1435 bekennen sich die Grafen Ludwig I. und Ulrich V. dazu, als sie einen Güterankauf des Spitalmeisters bestätigen und genehmigen. Die Verwaltung der Stiftung scheint lange Zeit in der Hand der Herrschaft gewesen zu sein, was ja auch die eben genannte Urkunde zeigt. Erst seit 1441 ist überliefert, daß Vogt, Gericht und Rat der Stadt Stuttgart das Spital verwalten. 1445 nennen sie sich dann ›Kastvögte, Leiher, Verweser und Pfleger‹ ihres Spitals. 1466 übergab Graf Ulrich V. von Württemberg Vogt und Gericht zu Stuttgart als Pfleger des

1 Vgl. hierzu: Spital und Stadt. Arbeitskreis für Südwestdeutsche Stadtgeschichtsforschung. Protokoll über die 2. Arbeitstagung Tübingen 23./24. November 1963. Mnskr. Stadtarchiv Tübingen, 1964.

2 Rudolf SEIGEL, Spital und Stadt in Altwürttemberg. VeröffStadtATübingen 3. 1966. S. 28.

3 Karl PFAFF, Geschichte der Stadt Stuttgart. 1. 1845. S. 347.

Spitals die Lehenschaft der Spitalkaplanei, und 1469 werden dann auch zwei Spitalpfleger erwähnt«[4].

Die Aufnahme in das Spital hing vom Magistrat ab, und aufnahmefähig waren in der Regel nur Bürger Stuttgarts. Arme nahm man »um Gotteswillen« zu Pfründnern an. Außer ihnen gab es aber auch sogenannte reiche Pfründner, das heißt Leute, die sich mit größeren oder kleineren Summen in das Spital einkauften, um dort im Alter sorgenfrei leben zu können. Sie hatten ihre eigene Pfründnerstube und bekamen eine bessere Verpflegung[5]. Die Unterscheidung zwischen reichen, mittleren und armen Pfründnern hörte jedoch später immer mehr auf, und die Mehrzahl der Bewohner zählte zu den armen[6].

Am 8. Februar 1502 stiftete M. Eckhard ein Ewiges Licht, das allnächtlich in der Armensiechenstube[7] des Spitals brennen sollte[8]. Trotz dieser Krankenstube – Altsein und Kranksein bedingen sich ja vielfach, und 1589 wird von Kranken gesprochen[9] – war das Spital kein Krankenhaus im heutigen Sinne, sondern – modern gesprochen – Altersheim und Armenheim, Herberge für bejahrte, arbeitsunfähige Männer und Frauen. Vermutlich hatte es keinen eigenen Arzt. Möglicherweise mußte der Stadtarzt das Spital mitbetreuen[10].

Nach der Reformation, 1536, erlaubte Herzog Ulrich der Stadt, das inzwischen sehr beengte und feuergefährdete Spital zu verkaufen und überließ ihr das aufgehobene Dominikanerkloster in der Liebfrauenvorstadt »zu einem Spital und Unterhaltung sowohl armer dürftiger Leut als auch anderer verpfründeter Personen«[11]. »In zwei Stuben wurden hier arme und reiche Pfründner unterhalten; in einer arme Kinder und Waisen; eine große Armenstube nahm unvermögliche alte Manns- und Weibspersonen auf, die sich ehrlich und redlich gehalten hatten«[12]. Man setzte drei »fromme, ehrliche« Männer als Oberpfleger ein, die jährlich vor Vogt und Gericht Rechnung ablegen mußten; daneben gab es zwei Unterpfleger und den Spitalmeister. Auch wurde das Spital jährlich vom Landprobst, Kirchenratsdirektor und von zwei Abgeordneten der Kanzlei visitiert und das Ergebnis der Untersuchung dem Landhofmeister mitgeteilt[13].

Das Spital gelangte – vor allem durch reichliche Schenkungen – zu bedeutendem Wohlstand. Auch außerhalb Stuttgarts kam es zu Besitz und Einkünften[14].

Im Jahre 1630 versuchten die Katholiken auch das Spital an sich zu ziehen mit der Begründung, es sei eine kirchliche Anstalt. Der Magistrat konnte das jedoch widerlegen, und so wurde es »der Stadt erhalten«[15].

4 Seigel, wie Anm. 2, S. 29.
5 Pfaff, wie Anm. 3, S. 348.
6 Karl Pfaff, Geschichte der Stadt Stuttgart. 2. 1846. S. 437.
7 Pfaff, wie Anm. 3, S. 348, meint vielleicht mit »Krankenanstalt« diese Siechenstube.
8 Pfaff, wie Anm. 3, S. 347.
9 Pfaff, wie Anm. 3, S. 349f.
10 S. u. S. 4.
11 Julius Hartmann, Chronik der Stadt Stuttgart. 1886. S. 55.
12 Eugen Schneider, Die Geschichte der Stadt Stuttgart. 1927, S. 44.
13 Pfaff, wie Anm. 3, S. 349.
14 Pfaff, wie Anm. 3, S. 347f.
15 Pfaff, wie Anm. 3, S. 350.

1820 änderte das alte Katharinenhospital im Zusammenhang mit der Begründung des anläßlich des Todes der Königin Katharina gestifteten neuen Krankenhauses, dem nunmehrigen Katharinenhospital, seinen Namen in Bürgerhospital[16]. Danach wurde es noch mehrmals erweitert, bis es in seinen 1892/94 erstellten Neubau verlegt wurde, der zum Ausgangspunkt des heutigen Krankenhauses geworden ist[17].

Das Sonder-Siechenhaus

Um 1350 stand vor dem Tunzhofer Tor, also außerhalb der damaligen Stadt, ein Feld- oder Sondersiechenhaus[18]. Es war ursprünglich allein für Aussätzige, das heißt für Kranke mit ekelerregenden und ansteckenden Krankheiten, später für unheilbar Kranke überhaupt, bestimmt. 1536 wurde sein jährliches Einkommen mit 100 Pfund Heller 18 Schilling 4 Heller, 20 Scheffel vier Simri Roggen, 17 Scheffel Dinkel, 14 Scheffel vier Simri Haber und 24 Eimer Wein berechnet; außerdem erhielt es jährlich 40 Klafter Holz aus dem Pfaffenwald, und ebensoviel wies ihm Herzog Ulrich 1536 im Leonberger Forst an. Auch zahlreiche Vermächtnisse flossen ihm zu[19].

Die Aufsicht über das – Stiftungscharakter tragende[20] – Sondersiechenhaus führten je ein Mitglied des Gerichts und des Rats, die zwei Sondersiechenpfleger, die unter den Oberspitalpflegern standen; die Verwaltung besorgten der Siechenhausvater und seine Frau[21].

Anfangs konnten im Sondersiechenhaus nur Stuttgarter Bürger Aufnahme finden. Wenn sie Vermögen besaßen, mußten sie dafür »ein ziemliches Pfründgeld« bezahlen; Arme nahm man umsonst auf. Erst nach der Reformation wurde die Stadt von der Regierung verpflichtet, auch Beisitzer und Amtsangehörige gegen Bezahlung einer »Leibpfründe« darin aufzunehmen[22].

Als der Aussatz nicht mehr so häufig war, kamen in die Anstalt auch Kranke, »welche mit den Franzosen, den bösen Blattern, dem Nervenriß und Krebs, mit Fisteln, den unsaubern Schäden der brennenden Rauden, mit dem fallenden Siechthum und andern abscheulichen Krankheiten behaftet und vom gemeinen Bad ausgeschlossen waren« und die man nicht ins Spital aufnehmen konnte und von der übrigen Bevölkerung absondern mußte. Im Jahre 1589 berichtet der Magistrat jedoch, daß seit 50 Jahren im Siechenhaus kein Aussätziger mehr gewesen sei; unter den etwa 50 Personen, die sich gegenwärtig darin befänden, hätten »die meisten offene, fließende Schäden oder die fallende Sucht, etliche aber seyen krätzig oder mit der Lustseuche behaftet«[23]. 1791 wurde das

16 Festschrift zum hundertjährigen Bestehen des Katharinenhospitals in Stuttgart. 1928. S. 190.
17 Dieter Jetter, Zur Geschichte der Medizin in Stuttgart. 1970. S. 20.
18 Karl Otto Müller, Altwürttembergische Urbare aus der Zeit Graf Eberhards des Greiners (1344–1392). 1934. S. 3 (domus leprosorum).
19 Pfaff, wie Anm. 3, S. 351.
20 Wie Anm. 16, S. 189.
21 Pfaff, wie Anm. 3, S. 351 f.
22 Pfaff, wie Anm. 3, S. 352.
23 Pfaff, wie Anm. 3, S. 352.

(Sonder)siechenhaus in die Hauptstätter Straße verlegt und mit ihm das Seelhaus verbunden[24]. Plieninger schreibt, daß die Krankenzimmer des Siechenhauses »bequem 51 Kranke« aufnehmen können[25]. Ärztlich betreut wurde das Siechenhaus vom Stadtdirektionsarzt und Stadtwundarzt, und beaufsichtigt wurde es – wie das Spital – vom Stiftungsrat[26]. Ein Defizit mußte das Spital decken[27].

Decker-Hauff vermutet, daß es neben dem Sondersiechenhaus in dessen Nähe auch ein Siechenhaus gegeben habe zur Betreuung von Kranken, die nicht isoliert zu werden brauchten. Er schreibt[28]: »Auch dieser Bau stand wohl ... anfangs außerhalb des Mauerrings ... Nach einer – allerdings nicht urkundlich verbürgten – Nachricht soll es schon 1280 bestanden haben.«

Leider wird – zumindest teilweise – für das Sondersiechenhaus auch die Bezeichnung Siechenhaus verwendet, so daß nicht immer klar ist, ob die beiden Ausdrücke verschiedene Einrichtungen meinen oder nur alternativ gebraucht sind.

1845 wurde das Siechenhaus aufgehoben[29]; seine letzten Kranken kamen ins Bürgerhospital[30].

Das Seelhaus

Ende des 15. Jahrhunderts[31] ist in Stuttgart ein Seelhaus nachweisbar, das beim Tübinger Tor stand und zur kurzfristigen Aufnahme von fremden Armen, durchziehenden Bettlern und Landstreichern bestimmt war[32], aber auch Waisen und einheimischen Obdachlosen diente und daher auch Bettel- oder Gutleuthaus hieß. Im Haus befand sich (später?) auch eine Entbindungsanstalt für fremde und hiesige Arme[33]. Die Arbeit besorgten der Seelhausknecht und seine Frau, die Aufsicht über die Anstalt und die Verwaltung ihrer Einkünfte führten zwei Seelhauspfleger[34]. 1678 wurde es vor die Vorstadtmauer verlegt[35] und später mit dem 1791 in das frühere Wirtshaus zur Rose vor dem Hauptstätter Tor umgesiedelte (Sonder)siechenhaus verbunden[36]. Das Seelhaus

24 Pfaff, wie Anm. 5, S. 438; s. a. u. S. 4f.

25 Theodor Plieninger, Beschreibung von Stuttgart hauptsächlich nach seinen naturwissenschaftlichen und medicinischen Verhältnissen. 1834, S. 104.

26 Pfaff, wie Anm. 5, S. 438.

27 Plieninger, wie Anm. 25, S. 105.

28 Hansmartin Decker-Hauff, Geschichte der Stadt Stuttgart. 1. 1966. S. 219.

29 Gustav Wais, Alt-Stuttgarts Bauten im Bild. 1951. S. 254.

30 Wie Anm. 16, S. 189.

31 Wais, wie Anm. 29, S. 253.

32 Karl Stenzel, Aus der Geschichte der Turnierackervorstadt. In: Schwäbisches Heimatbuch 1937, S. 117.

33 Wie Anm. 16, S. 189.

34 Pfaff, wie Anm. 3, S. 351.

35 Stenzel, wie Anm. 32, S. 117; Pfaff, wie Anm. 5, schreibt S. 438, daß das Seelhaus 1677 neu erbaut wurde.

36 Pfaff, wie Anm. 5, S. 438; Wais, wie Anm. 29, S. 254; Wais schreibt (S. 253), daß das Seelhaus »1771 in das heutige Haus Hauptstätter Straße Nr. 53« verlegt und ihm später das Siechenhaus

stand im Hof hinter dem Siechenhaus[37]. Nach der Gründung des Katharinenhospitals wurde (1828) die Entbindungsanstalt aufgehoben[38].

Das Lazarett

Eine neue Krankenanstalt entstand im Jahre 1560[39], als man ein hölzernes Gebäude zur Aufnahme von Pestkranken außerhalb der Stadtmauer aufführte. Dieses sogenannte »Gebrechenhaus oder Lazareth« aber ließ Herzog Ludwig als baufällig wieder abreißen und 1572 aus Stein neu erbauen. Nach der Stiftungs-Urkunde wurde es »gemeiner Stadt, sonderlich armen, kranken Leuten in Sterbensläufen zu Trost und Gutem« gegründet. Hierin sollten auch Dienstboten und Handwerksgehilfen aufgenommen und Armen »billig Nichts auferlegt noch Etwas von ihnen gefordert, sondern sie aus Mitleiden mit Unterhalt, Pflege und Wartung, auch Arzneien und in anderm Weg versorgt werden«. Reiche Leute sollten für ihre hierher geschickten Dienstboten etwas zahlen und sie mit Bettzeug versehen, das bei Tod des Kranken dem Lazarett verblieb[40].

Den ersten Grundstock für die Anstalt bildeten 3000 Gulden des Herzogs, 9100 Gulden der Landschaft sowie reichliche Beiträge von Hof- und Kanzleiangehörigen und von vermögenden Bürgern. Außerdem bezog die Anstalt jährlich von Häusern, Weingärten, Gärten und Äckern die Summe von 92 Pfund Heller 15 Schillingen. Die vom Herzog Ludwig dem Lazarett verliehene Ordnung sah zwei Ratsherren als Lazarettpfleger vor[41]. Der Lazarett-Hausvater und seine Frau versahen die Arbeiten. 1576 übergab der Herzog die Anstalt dem Magistrat, der dafür am 24. Januar dieses Jahres ein Revers ausstellte, in dem er sich verpflichtete, diese Ordnung genau zu beobachten, Haus und Garten nebst allem Zubehör stets in gutem Bau zu erhalten und alle künftigen Gaben zu dem schon vorhandenen Fonds zu tun[42].

Mit Beiträgen unterstützt wurde das Lazarett aus Mitteln des Kirchengutes, von 1802–1806 vom Kirchenkasten, nach 1806 zwei Jahre vom Staat, und schließlich mußte das Spital für den Abmangel aufkommen[43]. Auch das Seelhaus wurde nach einem Kirchenratsbefehl vom Jahre 1781 zur Deckung des Abmangels beim Lazarett herangezogen[44]. 1828 – nach Errichtung des Katharinenhospitals – ging das Haus, das zuletzt 50 Betten hatte, als Krankenhaus ein und wurde 1888 abgebrochen[45].

»angegliedert« wurde; 1791 (S. 254) wurde das mit dem Siechenhaus »vereinigte« Seelhaus in das Gebäude Hauptstätter Straße 58 als »Siechenhaus« verlegt. Die Angaben sind jedoch unsicher und beruhen wohl auf Irrtum (1771).

37 Wie Anm. 16, S. 12.

38 Wie Anm. 16, S. 189.

39 Wais, wie Anm. 29, S. 251; nach Hartmann, wie Anm. 11, S. 57, gab es schon 1544 ein »Lazarett« – vielleicht ist hiermit die »Armensiechenstube« im Spital gemeint.

40 Pfaff, wie Anm. 3, S. 352f.

41 Pfaff, wie Anm. 3, S. 353.

42 Pfaff, wie Anm. 3, S. 353.

43 Wie Anm. 16, S. 15.

44 Wie Anm. 16, S. 16.

45 Wais, wie Anm. 29, S. 251.

Die Hofpflege

Auch eine andere Krankenanstalt – das herzogliche Pfleghaus – verdankt Herzog Ludwig ihren Ursprung. In seinem Testament vom 6. August 1587 hatte er verfügt, daß die Landschreiberei jährlich 80 Gulden aussetzen sollte und hiervon vier Frauen zu besolden wären, »welche eines ehrbaren Wandels und guten Leumunds, auch mit den nöthigen Eigenschaften versehen seyen«, um allen in der Stadt, die Hilfe und Pflege nötig hätten, als Krankenwärterinnen zu dienen[46].

Kurz danach beschloß er, ein Haus (ein ehemaliges Beghinenhaus)[47] zu erwerben und entsprechend auszustatten, damit darin nicht nur jene Wärterinnen wohnen, sondern auch Hofbedienstete, die keine eigene Haushaltung hatten, in Krankheiten versorgt werden konnten. Am 11. Juni 1592 erklärte er weiter, daß diese Anstalt auch für Dienstboten aus der Stadt bestimmt sein sollte; doch ehe das Haus vollendet war, starb er[48].

Sein Nachfolger, Herzog Friedrich I., sträubte sich zunächst, die Kosten allein zu bestreiten, da die Stadt behauptete, mit ihren Armen und dem Spital genug Kosten zu haben und keinen Beitrag leisten wollte. Am 17. Mai 1595 versprach er aber den Landständen, die Verpflichtungen seines Vorgängers zu vollziehen, nahm der Stadt die 1600 Gulden, »welche sie zum Unterhalt der vier Krankenwärterinnen bekommen hatte«, wieder ab und bestimmte die Anstalt allein für das Hofgesinde. Der Bau wurde zunächst allerdings nicht fortgesetzt, sondern nur im Spital einige Krankenzimmer eingerichtet. Erst Herzog Johann Friedrich baute das Haus zu Ende, stattete es für die Krankenpflegerinnen und für Kranke aus und stellte besondere Pfleger von der Visitation, dem Oberrat und der Rentkammer dafür an. 1834 gab es hier 19 Krankenbetten. »Nach den Statuten sollen bloß Unverheirathete aufgenommen werden; wo aber das Bedürfniß dringend ist, werden auch Verheirathete auf besondere Bitten und höchste Genehmigung aufgenommen«[49].

1853 wurde das Hof-Krankenhaus vom König an die Evangelische Diakonissenanstalt verkauft, die es als Krankenhaus weiterführte.

Das Militär-Hospital

Eine weitere Krankenanstalt in Stuttgart war das Militär-Hospital[50].

46 Pfaff, wie Anm. 3, S. 353f.
47 Wais, wie Anm. 29, S. 255; die Beghinen, Schwestern vom dritten Orden des hl. Franziskus, widmeten sich in Stuttgart nach einem Vertrag mit der Stadtverwaltung auch der Krankenpflege, s. Geschichte der Stadt Stuttgart. Auf die Einweihung ihres neuen Rathauses hg. von den Bürgerlichen Kollegien im April 1905. S. 9.
48 Pfaff, wie Anm. 3, S. 354.
49 Plieninger, wie Anm. 25, S. 100.
50 Plieninger, wie Anm. 25, S. 100f.

Das Katharinen-Hospital[51]

Alle die bisher genannten Häuser waren keine städtischen, sondern staatliche bzw. Stiftungsanstalten, die zwar wie das Spital, das (Sonder-)Siechenhaus, das Seelhaus und das Lazarett von kommunalen Behörden bzw. Beamten verwaltet wurden, die sich aber selbst erhalten mußten[52].

Schon zu Ende des 18. Jahrhunderts reichten die in Stuttgart für die Bürgerschaft vorhandenen 50 Krankenbetten im Lazarett (im Siechenhaus sollten nur »unheilbare und ekelerregende Kranke Aufnahme« finden) und die acht Betten für Wöchnerinnen im Seelhaus nicht mehr aus. Vor allen Dingen wollten nun auch immer mehr solche Personen, die nicht zur Schicht der Armen gehörten, bei Erkrankung in einem besonderen Haus ärztlich behandelt und betreut werden[53].

Das ist sicher auch darauf zurückzuführen, daß die medizinische Ausbildung, wie sie in Württemberg auf der Hohen Karlsschule[54] betrieben wurde, wo es eine medizinische Fakultät gab, den Wissensstand der Ärzte beträchtlich vermehrt hatte[55], so daß die Furcht vor einem Krankenhausaufenthalt, der bisher sehr häufig die letzte Lebensstation bedeutete, gemildert war. Der Göttinger Hofrat Meiners, der im Herbst 1793 Stuttgart besucht, erwähnt in seiner Reisebeschreibung daher auch die »vielen großen Aerzte..., deren sich Stuttgart vor anderen deutschen Städten rühmen kann«[55a]. Auch andere regierungsamtliche Maßnahmen hatten der Verbesserung der medizinischen Versorgung gedient: die 1734 geschaffene Sanitätsdeputation, die Apothekerordnung, die auch Vorschriften für Ärzte, Wundärzte und Hebammen enthalten hatten, und die Medizinalordnungen von 1755 und 1786. Daneben befaßten sich zahlreiche Generalreskripte mit Medzinalfragen. Im Jahre 1806 wurde die Sanitätsdeputation aufgelöst und das Medizinalwesen als eigene Sektion direkt dem Innenministerium unterstellt. Aus dieser Abteilung entwickelte sich 1817 das Medizinal-Collegium. Diese oberste Gesundheitsbehörde prüfte und überwachte mit Hilfe der Oberamtsärzte alle Ärzte, Wundärzte und Barbierer, alle Tierärzte, Apotheker und Hebammen[56]. Doch noch 1815 wurde geklagt, daß in Stuttgart vielfach von den Barbieren »im Stillen gepfuscht« werde und »daß dieselben namentlich mehr venerische Übel zu behandeln bekommen als die Ärzte«. Diese »Pfuscherei« ist sicher auch darauf zurückzuführen, daß »die meisten Kranken viel zu arm waren, um einen Arzt in Anspruch nehmen zu können«[57].

51 S. hierzu auch: Katharinenhospital Stuttgart. 150 Jahre. VeröffdArchivsdStadtStuttgart 29. 1978.
52 Wie Anm. 16, S. 11.
53 Wie Anm. 16, S. 11.
54 Zur Karlsschule s. Robert Uhland, Geschichte der Hohen Karlsschule in Stuttgart. 1953.
55 Jetter, wie Anm. 17, S. 32: In der Karlsschule »sind fast alle wichtigen Ärzte, die um 1800 in Stuttgart wie in Tübingen wirkten«, ausgebildet worden.
55a Geschichte der Stadt Stuttgart. Auf die Einweihung ihres neuen Rathauses hrsg. von den Bürgerlichen Kollegien im April 1905, S. 40
56 Jetter, wie Anm. 17, S. 17.
57 Jetter, wie Anm. 17, S. 16.

Bei den in Stuttgart bestehenden Krankenanstalten gab es nun zahlreiche Mängel. Das Lazarett stand beinahe im tiefsten Teil des Tales an einem im Sommer sehr seichten Bach, in den mehrere Kloaken geleitet wurden. Das Siechenhaus verfügte nur über ungenügend Raum. Das Seelhaus stand in einem Hofe hinter dem Siechenhaus, besaß allein niedere und enge Zimmer, und die Räume der Entbindungsanstalt befanden sich unter dem Mansardendach. Sie hatte auch nur zwei heizbare Zimmer und eine Kammer. Nicht für alle Wöchnerinnen gab es ein eigenes Bett, und für die Kinder waren überhaupt keine Bettstellen vorhanden[58].

Schon zu Ende der 1790er Jahre war daher von der Stadt der Bau eines neuen Krankenhauses vorgeschlagen worden. Die Kosten sollte der Kirchenrat übernehmen. Da aber der Aufwand von etwa 80000 fl. unerschwinglich schien, unterblieb dieser Plan; statt dessen wurde an eine Vergrößerung des Lazaretts gedacht. Allein auch das wurde nicht ausgeführt, da die »Staatsveränderung und Einziehung des Kirchenguts«[59] – wie man die Neuerwerbungen von Land und Leuten im Zusammenhang mit den napoleonischen Kriegen (zunächst als Verbündeter, dann als Gegner), die Württemberg eine Vergrößerung an Fläche und Einwohnern um mehr als das Doppelte und der neuen Königlichen Residenzstadt Stuttgart einen stetig wachsenden Zuzug einbrachte, kurz umschrieb – erfolgte. Nun schlug man die Vergrößerung des Siechenhauses auf Kosten der Stadt vor, doch eine am 4. November 1811 ergangene Resolution stellte fest, »daß die Kosten der Erweiterung und zweckmäßigsten Einrichtung der Krankenhäuser für die Stadt ganz hinwegfallen, da diese Institute künftig unter der Aufsicht des Finanzministeriums stehen, welches für die Bedürfnisse derselben ... zu sorgen wissen werde«[60]. Die Regierung unterschätzte wohl den Umfang der auf dem Kirchengut haftenden Lasten. Dennoch belegt auch diese Ansicht die von Hermann Vietzen in der Festschrift für Max Miller getroffene Feststellung: »Als Land- und Residenzstadt, in die vom Staat viel hineinregiert wurde, hatte Stuttgart immer ein blasseres Gepräge«[61]. Auch für das Krankenhauswesen der Stadt galt dies also.

Auf Grund eines im Jahr 1817 erstatteten Gutachtens empfahl dann das Ministerium des Kirchen- und Schulwesens den Bau eines gänzlich neuen Krankenhauses mit 190 Betten und 16 Betten für Gebärende.

Ein zu Rate gezogener auswärtiger Sachverständiger gab die Notwendigkeit einer Erweiterung der Krankenanstalten zu, gab aber gleichfalls zu bedenken, daß »das Volk durch die Aussicht auf die Zugänglichkeit guter und nicht abschreckender Krankenanstalten unmoralischer, leichtsinniger und geneigter werde, sich auf die Aufnahme in das Krankenhaus zu verlassen«. Die Kommission bemerkte darauf, daß das Entstehen von Krankheiten nicht verhütet werde durch erschwerte Heilung in schlechten und abschrekkenden Krankenanstalten, daß aber »manche Kranke zu ihrem offenbaren Schaden und zur größten Beschwerde ihrer Verwandten oder ihrer Dienstherrschaften ... nicht ins

58 Wie Anm. 16, S. 12f.
59 Wie Anm. 16, S. 12.
60 Wie Anm. 16, S. 12.
61 Neue Beiträge zur südwestdeutschen Landesgeschichte. VeröffKommfGeschichtlLdkdeBad-Württ 21. 1962. S. 355.

Lazarett gehen wollen«, und daß Geschlechtskranke »lieber zu Haus verderben, ehe sie, ohne Einschreiten der Polizei, dort ihre Zuflucht suchen. Auch die Rücksicht auf die Leute, die keinen Anspruch auf unentgeltliche Verpflegung im Krankenhaus machen und die dann im Fall des Erkrankens um teures Geld Unterkunft in Gasthöfen oder Privathäusern suchen müssen, gebiete für würdigere Krankenräume zu sorgen«. Auch der weitere Einwand des Sachverständigen, »durch eine gute erweiterte Gebäranstalt nicht irgendwie den Reiz zu Ausschreitungen zu unterstützen«, konnte die Kommission nicht von ihren Vorstellungen abbringen. Die Stuttgarter Entbindungsanstalt müsse »unbedingt verbessert werden, weil sie in ihrem Zustand die Gesundheit der Mütter und Kinder gefährde. Es sei in vielen Fällen nicht die gänzliche Mittellosigkeit, welche Schwangere nötige, eine Unterkunft im Gebärhaus zu suchen, sondern die Unmöglichkeit, besonders im Winter, irgendeinen Raum zur Haltung ihres Wochenbetts zu finden«[62].

König Wilhelm I. gab nun in einem an den Geheimen Rat gerichteten Reskript vom 19. August 1817 bekannt, ein neues Kranken- und Gebärhaus auf den sogenannten Spitaläckern erbauen zu lassen. Er stiftete hierfür aus seiner Privatschatulle 60000 fl. Gegen das Bauvorhaben auf den Spitaläckern »erhoben alsbald die Nachbarn von der Gartenstraße Einspruch«[63]. Er wurde von der Stadtdirektion und vom Magistrat für begründet erklärt. Schließlich wurde im Februar 1820 ein Gartengelände am Kriegsberg vom Magistrat für 24500 fl. erworben.

Die Baukosten der neuen Krankenanstalt schätzte man auf 120000 fl. Der größere Teil des Abmangels an den laufenden Kosten sollte der Stadtkasse aufgebürdet und, da das Krankenhaus auch Personen offenstehen sollte, die mit der Stadt in keiner Beziehung standen, zum kleineren Teil von der Staatskasse übernommen werden. Der Magistrat indessen verlangte, daß im Hinblick auf die Leistungen des Kirchenguts für das Lazarett in früheren Zeiten nicht der Stadt, sondern einer staatlichen Kasse die Deckung des Abmangels auferlegt werde. Eine Verständigung über diesen Punkt zwischen Stadt und Staat erschien beinahe unerreichbar.

Da starb am 9. Januar 1819 ganz unerwartet die Gemahlin des Landesherrn, Königin Katharina[64]. Sofort tauchte der Gedanke auf, sie auf besondere Weise zu ehren. Unter dem Vorsitz von Bürgermeister Binder bildete sich Ende Januar 1819 ein Komitee, das zu Spenden für das geplante Krankenhaus und seinen Unterhalt aufrief. Die Stadt Stuttgart stiftete 12000 fl. Im ganzen flossen an »Spenden der Stiftung 60352 fl. zu«[65]. König Wilhelm vermehrte seine erste Spende um weitere 20000 fl., seine zweite Gemahlin, Königin Pauline, stiftete 3000 fl.

62 Wie Anm. 16, S. 13.

63 Wie Anm. 16, S. 14.

64 Max REHM, Königin Katharina von Württemberg. 1968. S. 7: »nach zeitgenössischem Urteil... ›eine der liebenswürdigsten und der großartigsten Frauen des Jahrhunderts‹.« Zu Katharina s. a. Hansmartin DECKER-HAUFF, Katharina von Rußland. Königin von Württemberg und ihr Hospital. Jubiläums-Vortrag. VeröffdArchivsdStadtStuttgart 31. 1980.

65 Wie Anm. 16, S. 17.

Auf Wunsch des Königs sollte das neue Krankenhaus den Namen »Catharinen-Hospital« erhalten[66].

Am 21. April 1819 ernannte der König eine Kommission, die Vorschläge über den Bau des Hauses und dessen Einrichtung machen sollte. In die Kommission wurden berufen Stadtdirektor v. Fischer, Medizinalrat Dr. v. Jäger, Medizinalrat Dr. Köstlin, Professor v. Thouret als Bausachverständiger und Oberfinanzrat Späth als Vertreter des Finanz-Departements. Von seiten des Magistrats wurde Bürgermeister Binder beigezogen. Nach ihren Plänen sollte die Krankenanstalt mindestens 230 Betten enthalten, um auch bei Epidemien gerüstet zu sein und um Lazarett und Seelhaus aufgeben zu können. In dem neuen Haus sollten »alle Armen, ob sie von Stuttgart oder vom Land kamen, aufgenommen werden, ebenso Dienstboten, Handwerksgesellen und Lehrlinge und selbstzahlende Kranke«[67]. Um die Kostenerstattung von Dienstboten und Gewerbegehilfen sicherzustellen, wurde die Gründung einer Krankheitskostenversicherungsanstalt vorgeschlagen[68].

Die Entbindungsanstalt sollte 10 bis 14 Betten für Schwangere und 16 für Wöchnerinnen enthalten. Einige Zimmer wurden für besondere Zwecke, z. B. die Behandlung von Augenkranken, gefordert. Dabei ging die Kommission davon aus, daß in der neuen Anstalt nur Kranke mit heilbaren Leiden, chronisch Kranke nur ausnahmsweise und höchstens auf die Dauer von zwölf Wochen, Kinder in der Regel bloß im Alter von über acht Jahren aufgenommen werden sollten, und daß der durchschnittliche Aufenthalt eines Kranken im Krankenhaus wesentlich kürzer sein werde als im alten Lazarett[69].

»Das Ministerium des Innern stellte nun der Stadtverwaltung in einem Erlaß vom 30. März 1820 vor, wie sehr der Stadt geholfen werde, da sie an Stelle des bisherigen Lazaretts und eines Teils des Siechenhauses und die im Seelhaus bestandene Gebäranstalt ein neues Krankenhaus erhalte, und daß es deshalb einem Zweifel nicht unterworfen sein könne, daß die Stadt nicht bloß zu ergiebigeren Beiträgen und Übernahme der Fehlsumme verbunden sei, sondern daß sie es auch für eine besonders große Gnade anzusehen habe, wenn das Haus zum größten Teil auf Kosten des Königs, der Staatskasse und des Kirchenguts erbaut werde«[70]. Die Staatskasse wolle 75000 fl. aussetzen, den noch fehlenden Betrag solle die Stadtkasse decken. Zum Unterhaltungsaufwand wollten die Staatskasse und das Kirchengut eine angemessene Summe beitragen. Der Rest wäre von der Stadtkasse aufzubringen.

»Der Stadtmagistrat fand die Baupläne zu üppig, die Stockwerke zu hoch, die Flure zu breit«[71]. Er bat daher am 12. Mai 1820, die Pläne und Kostenvoranschläge überprüfen zu lassen. Die von der Kommission gemachten Vorschläge wurden jedoch am 19. Mai

66 Vollständige Beschreibung der Feierlichkeit, welche bei der, von Seiner Majestät dem Könige Wilhelm, mit Ihrer Majestät der Königin Pauline, am Tage Johannis d. T. 24sten Juni 1820 vorgenommenen Legung des Grundsteins zu dem Catharinen-Hospital-Gebäude, Statt gefunden hat. O. J., S. 10.

67 Wie Anm. 16, S. 17.

68 Wie Anm. 16, S. 14.

69 Wie Anm. 16, S. 17f.

70 Wie Anm. 16, S. 18.

71 Wie Anm. 16, S. 18.

1820 vom König genehmigt; eine Begutachtung des Bauplans lehnte er ab. Der Stadtverwaltung wurde vielmehr am 3. Juni 1820 (also drei Wochen vor der Grundsteinlegung) mitgeteilt, es sei »unerläßliche Bedingung der Errichtung des Krankenhauses, daß die Stadt a) zu den Baukosten außer den bereits zugesagten 50000 fl. noch weitere 17430 fl. beisteure... b) zu den Kosten der Unterhaltung jährlich zwei Drittel des Abmangels beitrage. Ein Drittel werde auf das Staats- und Kirchengut übernommen«[72]. Der geforderte Baukostenbeitrag von 17430 fl. wurde von der Stadt am 15. Juni 1820 bewilligt. Dagegen beschlossen die Gemeindekollegien erst »nach mehrmaligen Aufforderungen« und mit einer nur »geringen Mehrheit«[73] im Januar 1821 auch, zwei Drittel des jährlichen Betriebsabmangels auf die Stadtkasse unter der Bedingung zu übernehmen, daß die Verwaltung der Anstalt dem Stiftungsrat unter Oberaufsicht der Regierung zukomme. Im April 1821 ließ die Regierung wissen, daß sie »statt mit einem Dritteil mit einem Pauschalbetrag an dem für das Krankenhaus erforderlichen Zuschuß beteiligt sein möchte«[74]. Dieser Vorschlag wurde vom Stadtrat abgelehnt.

Am 24. Mai begannen unter der Leitung von Nikolaus Thouret und nach seinen Plänen die Arbeiten, am 24. Juni 1820 fand die Grundsteinlegung für das neue Krankenhaus statt. Anwesend waren »außer den Adjutanten des Königs Majestät, dem Hofstaate beider Königlichen Majestäten und den Kaiserlich-Russischen Staatsräthen v. Born und v. Buschmann[75]:

1) der königliche Geheime-Rath; 2) die ständische Kommission; 3) der Gouverneur und der Kommandant der hiesigen Stadt; 4) die Deputation der Stabs-Offiziere; 5) die Deputationen der Departements; 6) die Deputationen des Wohlthätigkeits-, des landwirthschaftlichen und des Handels- und Gewerbs-Vereins; 7) der Vorstand des Catharinen-Stifts; 8) die Krankenhausbau-Kommission nebst den Ärzten des bisherigen Lazareths; 9) die Stadtgeistlichkeit der drei christlichen Konfessionen; 10) die Rektoren des Gymnasiums und der Real-Anstalt; 11) der Stadtrath; 12) der Verein zu Stiftung eines Denkmals der verewigten Königin Majestät; 13) Abgeordnete Vorsteher der hiesigen Zünfte«.

Auch bei den Unterschriften der Urkunde zur Grundsteinlegung steht die kommunale Behörde an drittletzter Stelle[76]. Im September 1826 unterrichtete das Ministerium des Innern die Katharinenhospitalbaukommission in Hinsicht auf den aufzustellenden Statutenentwurf dahin, »daß zwar dem Stiftungsrat die Verwaltung des Spitals nach den Bestimmungen des Verwaltungsedikts zukomme, daß aber dem Staat wegen seiner Beteiligung an dem Betriebsabmangel ein weitergehendes Aufsichtsrecht als bei bloß örtlichen Anstalten einzuräumen sei«, das Oberaufsichtsrecht der Regierung werde »strenger als sonst ausgeübt«[77]. Die Verhandlungen über diesen Statuten-Entwurf dauerten vom November 1826 bis September 1827. Auch hier war es wieder schwer, eine

72 Wie Anm. 16, S. 18.
73 Wie Anm. 16, S. 19.
74 Wie Anm. 16, S. 19.
75 Wie Anm. 70, S. 11; s. a. hierzu wie Anm. 68, Decker-Hauff, S. 14f.
76 Wie Anm. 70, S. 19f.
77 Wie Anm. 16, S. 24f.

Einigung zwischen Staat und Stadt zu erzielen. Der Stiftungsrat beanspruchte die Rechte, die nach dem Verwaltungsedikt von 1822 den Stiftungsräten zustanden, die Regierungsbehörden wollten sich einen größeren Einfluß auf die Verwaltung sichern, der Stadtrat wünschte klar herausgestellt zu wissen, daß die Unterhaltung der Gebäranstalt und Hebammenschule, nachdem sie als reine Staatsanstalt betrachtet werde, zu Lasten der Staatskasse gehe.

Die Meinungsverschiedenheiten wurden am 19. September 1827 ausgeglichen und am 5. Oktober 1827 bestätigte der König die Statuten[78]. Von den Zwecken der Krankenanstalt heißt es: »Es ist eine öffentliche Anstalt zur Heilung von innern und äußerlichen Krankheiten, zur Aufnahme von Wöchnerinnen und zum Unterricht für die Hebammen, vorzugsweise für die Residenz-Stadt Stuttgart, nächstdem aber zum gemeinen Besten des gesammten Vaterlandes gestiftet«[79].

Das am 9. Januar 1828 feierlich eröffnete Krankenhaus enthielt 63 Krankenzimmer und 9 für die Gebäranstalt mit Platz für 300 Betten[80]. Aufgenommen wurden »nur solche Personen, welche an einer heilbaren körperlichen innerlichen oder äußerlichen Krankheit leiden«. Geisteskranke und unheilbar Kranke sowie Geschlechtskranke wurden an das städt. Siechenhaus verwiesen[81]. »Vorzugsweise« waren Stuttgarter aufzunehmen. »Nur so weit es der Raum gestattet, können... Kranke auch aus andern Gegenden des Landes« aufgenommen werden[82].

Unentgeltlich wurden aufgenommen, behandelt und verpflegt »alle arme Heimathangehörige der Stadt Stuttgart« und »alle arme Ausländer, die auf der Durchreise oder während eines vorübergehenden Aufenthalts« in Stuttgart erkrankt waren »und nach ärztlichem Urtheile ohne Gefahr für ihre Gesundheit oder für das Publikum nicht weiter gebracht werden können«[83]. »Das neu eröffnete Katharinenhospital muß eines der schönsten Krankenhäuser des damaligen Deutschlands gewesen sein« und überdies das einzige größere Krankenhaus Württembergs[84]. Es verfügte über ein ansehnliches Vermögen, nämlich das Gebäude, das auf rund 253000 fl., etwas mehr als veranschlagt, zu stehen gekommen war, seine Einrichtung und das vom nunmehr aufgehobenen Lazarett und Seelhaus übernommene Vermögen von 25000 fl. Das Katharinenhospital erlangte – obwohl eine ausdrückliche Stiftungsurkunde offenbar nicht ausgestellt wurde – dennoch auf Grund der königlichen Entschließung vom 5. Oktober 1827 die Stellung einer Stiftung des öffentlichen Rechts. Nach § 11 der Statuten stand die Verwaltung dem Stiftungsrat der Stadt Stuttgart mit den gleichen Befugnissen zu, die er gegenüber den übrigen öffentlichen Stiftungen der Stadt nach den bestehenden Gesetzen hatte. Allerdings waren die Befugnisse des Stiftungsrats durch eine erhöhte Staatsaufsicht eingeengt. Das wirkte sich insbesondere auf personellem Gebiet aus, wo der Stiftungsrat beim

78 Statuten für den Catharinen-Hospital in Stuttgart o. J.
79 Wie Anm. 82, S. 3.
80 Wie Anm. 82, S. 2 (Beilage); s. a. wie Anm. 16, S. 194.
81 Wie Anm. 82, S. 8.
82 Wie Anm. 82, S. 9.
83 Wie Anm. 82, S. 10f.
84 Wie Anm. 16, S. 160.

»innerlichen« Arzt, der zugleich der ärztliche Vorstand war, nur ein Vorschlagsrecht hatte, während die Ernennung der höheren Regierungsbehörde zustand. Diese hate außerdem das Bestätigungsrecht bei dem Personal, das zu »Diensten höherer Art« eingesetzt wurde. Der Charakter des Katharinenhospitals als örtliche Stiftung erforderte, das Stiftungsvermögen vom übrigen Gemeindevermögen getrennt zu halten. Vermögen und Haushalt der Stiftung waren jedoch so eng mit dem Vermögen und dem Haushalt der Stadt verbunden, daß die gesonderte Haushalt- und Rechnungsführung und Vermögensverwaltung allmählich außer Übung kamen[85]. Ursachen hierfür waren einmal, daß sich die Zwecke der Stiftung, nämlich »Heilung von inneren und äußerlichen Krankheiten... vorzugsweise für die Residenz-Stadt Stuttgart« mit den kommunalen Aufgaben deckten und die Stadt deshalb an die Stiftung erhebliche Zuschüsse leisten mußte, zum andern und vor allem aber, daß die durch das sprunghafte Ansteigen der Einwohnerzahl (1798: 18467; 1820: 22503; 1852: 50003; 1900: 176699; 1920: 317340 Einwohner) laufend notwendigen Vergrößerungen und Erweiterungen an Kranken-, Betriebs-, Wirtschafts- und Wohngebäuden zum weitaus größten Teil auf Kosten und auf Grundstücken der Stadt vorgenommen werden mußten. Auch der beträchtliche Betriebsabmangel wurde fast ganz von der Stadt getragen. Daher wurde im Jahr 1937 und wieder im Jahr 1939 geprüft, die Katharinenhospitalstiftung aufzuheben. Zu einer Entscheidung kam es bis zum Kriegsausbruch nicht mehr; während des Krieges wurde die Angelegenheit zurückgestellt. Die umfangreichen Kriegsschäden und die dadurch notwendig gewordene Einrichtung von Hilfskrankenhäusern machten die nach den gesetzlichen Vorschriften geforderte Trennung zwischen Stiftungs- und Gemeindevermögen schließlich immer schwieriger. Bei Kriegsende waren die Krankenhausgebäude bis auf geringe Reste durch Luftangriffe zerstört. Der Wert der unbebauten Grundstücke wurde auf 100000 DM geschätzt. Das Kapitalvermögen betrug auf 31. März 1950 ganze 1889,39 DM. Ausreichende Mittel, um auf den vorhandenen Grundstücken den Zwecken der Stiftung nachzukommen, waren also nicht mehr vorhanden. Ohne die Hilfe der Stadt konnten die Grundstücke für den satzungsmäßigen Zweck nicht mehr verwendet werden.

Die Vollversammlung des Gemeinderats der Stadt Stuttgart beschloß daher am 15. November 1951 die Aufhebung der Stiftung; ein entsprechender Erlaß des Regierungspräsidiums Nordwürttemberg erging unter dem 5. November 1958. Erst von diesem Zeitpunkt an ist das Katharinenhospital, das größte Stuttgarter Krankenhaus, eine auch in rechtlichem Sinne städtische Einrichtung.

85 S. hierzu und für das folgende: Stadtarchiv Stuttgart, Akten der Hauptaktei betr. Aufhebung der Katharinenhospital-Stiftung, Nr. 5220–4.

Zur Gründung einer medizinischen Fakultät der Universität Heidelberg in Mannheim

VON HANS MARTINI

Mannheim ist die einzige Universitätsstadt in Baden-Württemberg, die zwei Universitäten beherbergt, hat man halb scherzhaft gesagt: die Universität Mannheim, die aus einer Wirtschaftshochschule hervorgegangen ist, und daneben eine Medizinische Fakultät der Heidelberger Ruperto Carola, die auf diese Weise auch in Mannheim ansässig ist. Wie kam es zu einer Medizinischen Fakultät in Mannheim?

I

Das Gründungsjahr der Fakultät ist das Jahr 1964. Im Wintersemester 1964/65 begannen die ersten Vorlesungen in Mannheim in den Krankenanstalten der Stadt. Rechtlich eigenständig und eine Fakultät neben den anderen Medizinischen Fakultäten der Universität Heidelberg wurde die Mannheimer Fakultät erst im Jahre 1969[1]. Seitdem ist ein Name gebräuchlich, der sie exakt nach Inhalt, Ort und Zugehörigkeit definiert: Fakultät für Klinische Medizin Mannheim der Universität Heidelberg.

Es handelt sich also um eine Medizinische Fakultät, die ausschließlich den klinischen Studienabschnitt betrifft, nicht den vorklinischen. Sie ist in Mannheim gelegen, dennoch ist sie ein Teil der Heidelberger Universität. Sie will dies auch bleiben, mindestens auf absehbare Zeit. Schon mehrmals und zuletzt im Jahre 1978 wurde die Frage diskutiert, ob es nicht richtiger sei, die Medizinische Fakultät in die Mannheimer Universität einzugliedern, nachdem die Fakultät örtlich doch ganz in Mannheim gelegen ist und sich gut in die weit über die Wirtschaftswissenschaften hinaus gewachsene Mannheimer Universität einfügen könnte. Am 14. Juni 1978 faßte die Fakultät den Beschluß, sich nicht von ihrer Gründungsuniversität Heidelberg zu lösen. Als Gründe führt sie an, daß ihr noch wichtige Lehrstühle aus dem Bereich der Theoretischen Medizin fehlen und in der Forschung eine enge Bindung an diejenigen Fächer in Heidelberg besteht, die in den

1 Akademisch war die Mannheimer Gründung zunächst als Sektion D der Medizinischen Fakultät Heidelberg vertreten. Mit der Grundordnung der Universität Heidelberg vom 30. Juni 1969 wurde die alte medizinische Fakultät aufgelöst. Neben den Heidelberger Fakultäten für Naturwissenschaftliche Medizin, Theoretische Medizin, Klinische Medizin I und Klinische Medizin II konstituierte sich am 17. Dezember 1969 die Fakultät für Klinische Medizin Mannheim. Sie hat insoweit eine Sonderstellung, als sie nicht zu der von den vier Heidelberger medizinischen Fakultäten gebildeten Medizinischen Gesamtfakultät gehört. Die in den 60er Jahren oft gebrauchte Bezeichnung »II. Medizinische Fakultät« wurde rechtlich nie geführt.

Fakultäten für Naturwissenschaftliche Medizin und Theoretische Medizin zusammengefaßt sind.

Man darf hinzufügen, daß sich die Fakultät im Schoße der Ruperto Carola wohlfühlt und am historischen Glanz der Heidelberger Medizin partizipiert. Heidelberger Universitätsprofessor am Kommunalen Krankenhaus der Stadt Mannheim zu sein, hat sich offenbar als eine günstige Kombination erwiesen. Auch ist die Universität Heidelberg nicht bereit, die Mannheimer Fakultät aus ihrem Verband zu entlassen: die Universität blickt befriedigt auf das gelungene Werk in der Rheinebene.

II

Die formale Seite dieser rechtlichen Zuordnung der Mannheimer Fakultät hat in den letzten Jahren eine Rechtsfolge gezeitigt, die niemand vorausgesehen hatte. Das Hochschulgesetz des Landes Baden-Württemberg vom November 1977 bestimmt in seinem § 66, daß bei der Berufung von Professoren die Mitglieder der eigenen Universität nur in begründeten Ausnahmefällen berücksichtigt werden können (Verbot der Hausberufung). Da Mannheim als Medizinische Fakultät zu Heidelberg gehört, ist es seither nur noch im Ausnahmefall möglich, in Heidelberg tätige Hochschullehrer als Klinikdirektoren für Mannheim zu gewinnen, was früher häufig geschehen ist: besonders oft in den ersten Jahren nach der Gründung der Fakultät, aber schon in den Jahrzehnten davor[2]. Würde die Fakultät zur Mannheimer Universität gehören, so wäre in Heidelberg ein nach Mannheim ergehender Ruf keine Hausberufung. Nun hat dieser juristische Fallstrick auch seine Vorteile und vermag der neuen Gründung neue Impulse zu geben: nach Jahren einer starken personellen Orientierung nach Heidelberg sind jetzt, nachdem in Mannheim das »Heidelberger Tor« geschlossen ist, die Tore der neuen Fakultät nach allen anderen Medizinischen Fakultäten im deutschsprachigen Raum weit offen. Die von diesen Fakultäten nach Mannheim berufenen Hochschullehrer können nicht nach Heidelberg weiterziehen, weil für sie ein Ruf nach Heidelberg eine Hausberufung wäre. So lenkt ein einziger neuer Paragraph eine Entwicklung in eine neue Richtung.

III

Wenn man ein Gründungsdatum für die Mannheimer Medizinische Fakultät festschreiben will, so ist dies – historisch vertretbar, rechtlich nicht zutreffend – der 5. November 1964. An diesem Tag fand im Rittersaal des Mannheimer Schlosses auf Einladung des Rektors der Universität Heidelberg die Akademische Feier statt, bei der

2 Für die Zeit vor dem Gründungsdatum 5. November 1964 siehe den verdienstvollen Aufsatz: Werner SCHMIDT, Chefärzte der Städt. Krankenanstalten Mannheim in den Jahren 1884 bis 1964 und ihre Beziehung zu Medizinischen Fakultäten. In: Ruperto Carola 32 (1980) Heft 64, S. 43–51. Professor W. Schmidt ist emeritierter ordentlicher Professor für Hautkrankheiten an der Medizinischen Fakultät Mannheim.

Ministerpräsident Kurt Georg Kiesinger den ersten drei in Mannheim lehrenden Ordinarien die Ernennungsurkunden übergab[3].

Um die Anfänge aufzuzeigen, die 1964 zur Gründung der Fakultät führten, muß man nicht Jahrzehnte zurückgehen. Die Errichtung der Fakultät ist nicht das Ergebnis einer langen Entwicklung mit vieljährigen Beratungen und Planungen, wie man aus anderen Vorhaben gleicher Art vermuten könnte. Sie ist vielmehr das Ergebnis einiger weniger ungewöhnlich schneller und beherzter Beschlüsse.

Die Medizinische Fakultät in Heidelberg hatte schon im Sommersemester 1962 den Beschluß gefaßt, »sich zur Teilnahme an der Errichtung einer zweiten Medizinischen Fakultät Heidelberg in Mannheim zur Verfügung zu stellen«. Mit diesem Wortlaut teilte der Heidelberger Rektor den Beschluß dem Mannheimer Oberbürgermeister mit, nachdem zuvor auch der Senat der Universität das Votum am 13. November 1962 gebilligt hatte. Damit war eine Brücke von Heidelberg nach Mannheim geschlagen[4].

Dem Beginn der Vorlesungen im Wintersemester 1964/65 ging die Arbeit einer Kommission voraus, die vom Kultusministerium eingesetzt wurde und sich »Kommission zur Errichtung der II. Medizinischen Fakultät« nannte. Die Bezeichnung II. Medizinische Fakultät war dabei mehr als ein Arbeitstitel. Der Name war in seiner numerischen Aussage ein Programm: es ging um die Errichtung einer eigenständigen Medizinischen Fakultät, gleichrangig neben der in Heidelberg bestehenden. Dabei dachte man ausschließlich an den klinischen Studienabschnitt (klinische Medizin); man wußte, daß die Voraussetzungen für ein vorklinisches Studium auf lange Zeit nicht geschaffen werden konnten.

Der Berufung der Kommission ging am 20. Dezember 1963 dieser Beschluß des Landtags von Baden-Württemberg voraus:

> »Die Landesregierung wird ersucht, darauf hinzuwirken, daß die Universität Heidelberg gemeinsam mit der Stadt Mannheim Vorschläge über den Aufbau und die räumliche Unterbringung einer II. Medizinischen Fakultät in Mannheim ausarbeitet.«

Dieser Landtagsbeschluß zu Mannheim ist Teil eines umfassenden Beschlusses zur Gründung neuer Hochschulen in Baden-Württemberg. Zu diesem Thema hatte der Ministerpräsident am 16. April 1963 dem Landtag eine Denkschrift vorgelegt. Der Ministerrat empfiehlt in seinem Beschluß zu dieser Denkschrift, in Konstanz eine Universität zu gründen und in Ulm eine Medizinische Akademie zu errichten. Zu Mannheim heißt es noch vorsichtig: »Die Medizinische Fakultät der Universität Heidelberg wird in Mannheim ausgebaut werden. Zur Struktur dieser Einrichtung wird der Gründungsausschuß Vorschläge unterbreiten.«

Die Denkschrift wurde am 30. Mai 1963 im Plenum des Landtags beraten. In den zeitlich sich anschließenden Ausschußberatungen hat sich dann die Aussage zu Mannheim konkretisiert: im Unterschied zum Ministerratsbeschluß spricht der Landtagsbe-

3 Siehe Mannheimer Hefte 1965, S. 26ff.

4 Die Akten der Heidelberger Universität sind für diesen Aufsatz nicht ausgewertet. Sicher zeigen sie genauer als hier dargelegt, wie sich in Heidelberg die Meinungsbildung vollzog.

schluß vom 20. Dezember 1963 von einer II. Medizinischen Fakultät. Dieser Wechsel in der Wortwahl ist Ausdruck der politischen Bemühungen, die dem Mannheimer Projekt in der zweiten Hälfte des Jahres 1963 zuteil wurden.

Die Aufnahme in die Denkschrift vom April 1963 und der Gang der Beratungen im Landtag zeigen, daß die Gründung der Mannheimer Fakultät kein gesonderter Vorgang war, sondern immer im zeitlichen und sachlichen Zusammenhang mit den Plänen des Landes in Ulm und Konstanz stand. Ein zeitlicher Zusammenhang bestand auch mit der Erweiterung der Wirtschaftshochschule in Mannheim, mit der sich sowohl die Denkschrift vom April 1963 wie der Landtagsbeschluß vom Dezember 1963 befassen. Im Mannheimer Rathaus jedoch wurden der Ausbau der Wirtschaftshochschule und die Errichtung einer Medizinischen Fakultät immer scharf getrennt als zwei verschiedene Vorgänge gesehen. Nachdrücklich wurde wiederholt klargestellt, daß eine medizinische Ausbildungsstätte in Mannheim in keinem Zusammenhang mit allen Plänen und Überlegungen zur Wirtschaftshochschule stehe. Der Grund für so viel Vorsicht war, daß man auf heute nicht mehr verständliche Heidelberger Empfindlichkeiten gestoßen war, als man in Mannheim das Wort Universität in bezug auf die Wirtschaftshochschule auch nur aussprach.

Die Kommission zur Errichtung der II. Medizinischen Fakultät kam am 12. März 1964 zu ihrer konstituierenden Sitzung zusammen. Zwischen dem Landtagsbeschluß im Dezember 1963 und dem Beginn der Vorlesungen im November 1964 verging also nicht einmal ein Jahr: diese kurze Zeitspanne gehört zu dem Besonderen, was die Mannheimer Gründung von anderen Versuchen dieser Art unterscheidet.

Der schnelle Beginn war nur möglich, weil die Kommission klein und arbeitsfähig gehalten wurde. Oberbürgermeister Dr. Hans Reschke und Professor Fritz Ernst, der damalige Rektor der Universität Heidelberg, hatten sich schon im Jahre 1962 darauf verständigt, daß die Kommission nach Möglichkeit nur wenige Mitglieder haben solle. Den Vorsitzenden stellte das Kultusministerium, je drei Mitglieder waren von der Universität und der Stadt Mannheim zu benennen[5].

Diese Zusammensetzung der Kommission und der Wortlaut des Landtagsbeschlusses vom Dezember 1963 zeigen, daß die Errichtung der Fakultät in enger Zusammenarbeit zwischen der Universität und der Stadt Mannheim erfolgen sollte – was rückblickend auch dem tatsächlichen Ablauf entspricht und ein besonderes Charakteristikum an diesem Kapitel Universitäts- und Stadtgeschichte ist.

Die Zusammensetzung der Kommission stieß auch auf Kritik. Man glaubte nämlich, die Gründung einer neuen Fakultät müsse eine günstige Gelegenheit zur Erprobung von Reformen sein. So wurde angeregt, auch Vertreter der Medizin aus anderen Bundesländern und ganz allgemein Hochschulreformer in die Kommission zu berufen, weil diese leichter als die Heidelberger Professoren neue Wege aufzeigen könnten. Zu einer solchen Erweiterung der Kommission kam es jedoch nicht.

5 Zur Zusammensetzung der Kommission siehe Mannheimer Hefte a. a. O.

Nicht Reform war nämlich das Stichwort, sondern Entlastung: es sollte ganz gezielt versucht werden, die überfüllte Heidelberger Fakultät wenigstens in der klinischen Lehre möglichst schnell zu entlasten. Ein erster Schritt in dieser Richtung war schon ab dem Wintersemester 1962/63 getan worden, als in Heidelberg habilitierte Chefärzte der Krankenanstalten mit ersten Kursen und Übungen in Mannheim begannen. Zur Beschaffung der hierzu erforderlichen Geräte hatte der Gemeinderat der Stadt Mannheim am 30. November 1962 einen Betrag von 35000 DM bewiligt; dies war die erste Mittelbereitstellung im Zusammenhang mit der späteren Medizinischen Fakultät.

IV

Die Entwicklung zur Mannheimer Fakultät wurde sehr gefördert durch die generellen Empfehlungen des Wissenschaftsrats und dessen besonderes Interesse am Verhältnis Heidelberg zu Mannheim. Eine spezielle Empfehlung zu Mannheim, z. B. in Form eines Gutachtens, gibt es dabei nicht. In den »Empfehlungen des Wissenschaftsrats zum Ausbau der Wissenschaftlichen Einrichtungen« aus dem Jahre 1960 wird ausgeführt, daß an mehreren Universitäten oder in deren Nachbarschaft große, gut geleitete und gut ausgestattete Krankenanstalten bestehen, die in intensiverer Weise als bisher für Lehre und Forschung herangezogen werden können. Es wird empfohlen, mit solchen Krankenanstalten möglichst bald in Verhandlungen einzutreten, um diese zusätzlichen Ausbildungskapazitäten nutzbar zu machen. Ferner solle geprüft werden, ob durch Ausbau von außerhalb von Unviersitätsstädten gelegenen großen Krankenanstalten neue Medizinische Akademien nach dem Beispiel von Düsseldorf entwickelt werden können.

Am 21. Februar 1962 kam eine Delegation des Wissenschaftsrats nach Mannheim. Von ihr war zu erfahren, daß man bei der Formulierung der zitierten Empfehlungen in besonderem Maße das Verhältnis zwischen Heidelberg und Mannheim im Blick hatte.

Am 2. Februar 1963 wendet sich der Wissenschaftsrat dann in einer sehr dringlich formulierten Entschließung an die Kultusministerien der Länder. Jetzt wird die geplante Einbeziehung der Städtischen Krankenanstalten Mannheim in die Universität Heidelberg ausdrücklich als »erfreulich« erwähnt[6].

6 Da die Entschließung des Wissenschaftsrats vom 2. Februar 1963 die Lage der Klinischen Lehre 21 Monate vor dem Beginn der Vorlesungen in Mannheim besonders eindringlich schildert, wird hier ein größerer Abschnitt dieser Empfehlungen zitiert: »Der Wissenschaftsrat hat bereits in seinen Empfehlungen zum Ausbau der wissenschaftlichen Hochschulen festgestellt, daß die Kapazität der vorhandenen Ausbildungseinrichtungen in den klinischen Fächern der Medizin dem seit Jahren herrschenden starken Andrang der Studenten nicht gewachsen ist. Er hat aus diesem Grund eine Reihe von Maßnahmen zur Erweiterung der Ausbildungsmöglichkeiten vorgeschlagen. Die Studentenzahlen sind seit der Veröffentlichung der Empfehlungen weiter angestiegen. Der empfohlene Ausbau der Ausbildungseinrichtungen hat naturgemäß mit dieser stürmischen Entwicklung nicht Schritt halten können. Die Lage hat sich daher gegenüber dem Zeitpunkt der Veröffentlichung der Empfehlungen des Wissenschaftsrates weiter verschärft. Sie ist so ernst geworden, daß rasch Maßnahmen getroffen werden müssen, um eine weitere Verschlechterung der Ausbildung des ärztlichen Nachwuchses zu vermeiden. Die vom Wissenschaftsrat vorgeschlagenen Erweiterungsmaßnahmen, insbesondere die Gründung neuer Medizinischer Akademien, werden nur langsam

V

Die Kommunalpolitiker der Stadt Mannheim knüpften an die Errichtung einer Medizinischen Fakultät vor allem zwei Erwartungen. Erstens die allgemeine, daß eine solche Fakultät, ebenso wie der Ausbau der Wirtschaftshochschule, geeignet sei, das kulturelle Leben der Stadt zu fördern. Weit in die Zukunft Planende dachten schon, daß eine Medizinische Fakultät eines Tages eine Naturwissenschaftliche Fakultät nach sich ziehen müsse.

Zweitens: für die Stadt Mannheim ging es darum, ihr Krankenhauswesen weiterzuentwickeln und an neue Erfordernisse anzupassen. Die frei-gemeinnützigen Krankenhäuser in der Stadt waren schon in der ersten Hälfte der 60er Jahre auf einem guten Weg[7]. Deswegen rückte in den Mittelpunkt aller Überlegungen die Frage, was mit den Städtischen Krankenanstalten zu geschehen habe. Hierzu lag seit Herbst 1961 ein beim Deutschen Krankenhausinstitut eingeholtes Gutachten vor, das mit dem Optimismus der damaligen Zeit Vorschläge enthielt, die aus heutiger Sicht weit überzogen sind. Zwar kommt das Gutachten zu dem Ergebnis, daß der bauliche Zustand der Krankenanstalten vergleichsweise gut sei; dennoch wird vorgeschlagen, die gesamte Anlage in Abschnitten neu zu bauen und die vorhandenen Gebäude nach und nach aufzugeben und abzubrechen. Die heute praktizierten Möglichkeiten, auch eine alte Bausubstanz zu sanieren und mit modernen Neubauten zweckmäßig zu ergänzen, ist vor 20 Jahren noch nicht gesehen worden. Zum Bettenbedarf enthält das Gutachten für den Anteil der Stadt die Zahl 2100 Betten; heute sind 1800 Betten in Betrieb.

Die Meinung der Stadt zu diesem Gutachten ließ sich auf den Satz bringen: »Was hier gefordert wird, schießt über das erreichbare Ziel hinaus.« Das Ergebnis der Beratungen war: es wird für 1200 bis 1500 Betten ein Neubau in zwei oder drei Abschnitten erstellt. Dieses neue Krankenhaus übernimmt den Teil der Versorgung, der im Fachjargon der Krankenhaus-Bedarfsplanung als die Stufe der Maximalversorgung bezeichnet wird. Im übrigen werden die Städtischen Krankenanstalten in Teilen – je nach Bettenbedarf – auf absehbare Zeit beibehalten, jedoch zu einem Krankenhaus der Stufe Normalversorgung zurückgestuft.

verwirklicht. So erfreulich die geplante Einbeziehung der Städtischen Krankenanstalten in Aachen, Essen und Mannheim in benachbarte Hochschulen ist, wird sich diese Erweiterung, ebenso wie die Gründung der Medizinischen Akademien in Hannover und Lübeck, nur schrittweise auswirken können. Der immer dringlicher und größer werdende Bedarf an weiteren Ausbildungsmöglichkeiten läßt sich an der Zahl der vorhandenen Studenten der vorklinischen Semester deutlich ablesen. Es sind daher weitere Maßnahmen erforderlich, die binnen kurzem zu einer Verbesserung des Medizinunterrichts führen können. Dabei werden Unbequemlichkeiten und organisatorische Schwierigkeiten für die Fakultäten wie für die Studenten unvermeidlich sein. Die nächstliegende Möglichkeit besteht darin, die in den Universitätsstädten selbst bzw. in ihrer Nähe vorhandenen kommunalen und freien gemeinnützigen Krankenanstalten zum praktischen Unterricht in weit größerem Umfange auszunutzen, als dies zur Zeit geschieht.«

7 Das Diakonissen-Krankenhaus war schon in einen Neubau eingezogen (1961). Das Theresien-Krankenhaus wurde damals auf 700 Betten erweitert und gründlich renoviert. Für das Heinrich-Lanz-Krankenhaus war ein Neubau in Vorbereitung, der 1970 bezogen werden konnte.

An dieser Stelle der Entwicklung trafen sich die Überlegungen zum Mannheimer Krankenhauswesen mit der Absicht des Landes, die Zahl der Studienplätze für Medizinstudenten zu vermehren. Es lag auf der Hand: ein Krankenhaus mit 1200 und mehr Betten durfte man nur dann neu erstellen, wenn es neben der Krankenversorgung auch Lehre und Forschung dienen konnte.

Die im Jahre 1962 begonnenen Gespräche hatten daher aus der Sicht der Stadt Mannheim das klare Ziel, das Land Baden-Württemberg zu veranlassen, statt eines kommunalen Krankenhaus-Neubaus ein Universitätsklinikum zu bauen und dieses als eine Landeseinrichtung auch selbst zu betreiben: entweder als rechtlich selbständige Medizinische Akademie oder als Teil der Universität Heidelberg. Die Stadt Mannheim war damals also bereit, von der lokalen Krankenversorgung den Teil Maximalversorgung dem Land zu überlassen: »zu verstaatlichen«. Sie versprach sich davon eine erhebliche finanzielle Entlastung, vor allem und zunächst bei den Baukosten, aber danach auch bei den Betriebskosten, die zu jener Zeit für die Städte viel drückender waren als sie es heute nach dem Krankenhausfinanzierungsgesetz von 1973 sind.

Auch aus der Sicht des Landes und der Universität Heidelberg war die Gründung einer Medizinischen Ausbildungsstätte in Mannheim unverzichtbar mit der Notwendigkeit verbunden, in Mannheim ein großes Klinikum als Neubau zu erstellen. Ein Baugrundstück, das auf allgemeine Zustimmung stieß, konnte die Stadt im Dreieck Feudenheim – Wallstadt – Vogelstang ausweisen (Gemarkungsname: »in der Bell«). Bei dieser Sachlage kreisten von Beginn an die Gespräche um die Planung eines neuen Klinikums in Mannheim. Damals – in der Mitte der 60er Jahre – konnte sich niemand vorstellen, daß eine Medizinische Fakultät, so wie es heute ist, ihr dauerndes Domizil in den Gebäuden und auf dem Areal der Krankenanstalten am Theodor-Kutzer-Ufer finden könne. Alle hielten dieses Krankenhaus für zu alt und zu eng; niemand sah in jener Zeit die baulichen Möglichkeiten, die jetzt schon verwirklicht oder im Entstehen und in Vorbereitung sind. So ist es verständlich, daß die schon erwähnte »Kommission zur Errichtung der II. Medizinischen Fakultät« vor allem zu dem Zweck berufen wurde, die Bauplanung zum Neubau eines Klinikum Mannheim vorzubereiten[8].

VI

Jedoch drängte sich eine andere Arbeit schnell in den Vordergrund. Man einigte sich nämlich sofort zu Beginn der Beratungen im Frühjahr 1964 darauf, mit den Vorlesungen in Mannheim keinesfalls abzuwarten, bis der Neubau fertiggestellt sei. Vielmehr sollte mit der Lehre unverzüglich begonnen werden: möglichst schon zum Wintersemester 1964/1965 und trotz der Raumnot, unter der die Krankenanstalten zu leiden hatten. Was 1962 noch sehr allgemein und unbestimmt war, wurde gegen Ende des Jahres 1963 und im Jahr darauf als Heidelberger Wunsch sehr konkret: ein möglichst umfassendes

8 Daher ist ein wichtiger Bestandteil der Geschichte der Mannheimer Medizinischen Fakultät das Baukapitel, das über das Auf und Ab (und wieder Auf) der Bauplanung in den 60er und 70er Jahren berichtet. Dieses Kapitel, das vor allem kommunal- und landespolitisch von großem Interesse ist, kann in diesem Zusammenhang nicht geschrieben werden.

Lehrangebot für die klinischen Anfangssemester noch in den Krankenanstalten und noch vor dem Baubeginn zum Neubau. Damit wurde von Mannheim viel mehr abgefordert, als man zu Beginn der Entwicklung annahm.

Um das Wort Provisorium zu vermeiden, fand man ein schöneres und nannte das ganze Unternehmen: »Die Vorstufe«; sie sollte befristet sein bis zur Fertigstellung des Neubaus, den man in zeitlicher Nähe vor sich sah. Die scheinbare Gewißheit, es werde bald einen Neubau »in der Bell« geben, ließ die zusätzliche Belastung der Krankenanstalten durch den Lehrbetrieb der Vorstufe als vorübergehend vertretbar erscheinen.

Der Entschluß zu dieser Vorstufe wurde gefaßt, weil die Heidelberger Medizinische Fakultät immer dringlicher nach unverzüglicher Entlastung verlangte.

Im Wintersemester 1964/65 (Vorlesungsbeginn 10. November 1964) begann der Lehrbetrieb noch mit der Absicht, die Vorstufe auf die vier ersten klinischen Semester zu beschränken, für jedes Semester 50 bis 60 Studenten vorzusehen und die vier Semester in einer Folge nacheinander anlaufen zu lassen. Im Wintersemester 1964/65 wurden daher Vorlesungen und Kurse für das erste klinische Semester angeboten. Sofort trugen sich 70 Studenten in Mannheim ein. Im Sommersemester 1965 liefen zwei Semester nebeneinander, im folgenden Wintersemester drei. Noch bevor das 4. Semester erreicht war, lag die Entscheidung vor, daß die Vorstufe abweichend von der ursprünglichen Absicht doch alle klinischen Semester umfassen solle. So konnten schon die Studenten, die im November 1964 ihr klinisches Studium in Mannheim begonnen hatten, das Studium in Mannheim auch beenden.

VII

In der Geschichte der Mannheimer Medizinischen Fakultät gibt es drei größere Kurskorrekturen, die alle drei darauf hinführen, daß die Fakultät ihr Domizil schließlich in den Krankenanstalten am Neckar findet. Erstens: Was erst in einem neuen Klinikum »in der Bell« begonnen werden sollte, wurde als Vorstufe schon im Krankenhaus am Neckar begonnen. Zweitens: Was zunächst nur für die ersten vier klinischen Semester geplant war, wurde eilig auf alle Semester ausgedehnt und ohne Befristung fortgeführt. Drittens: Im Jahre 1976 wurde der Plan zu einem Neubau »in der Bell« aufgegeben und statt dessen von Land und Stadt gemeinsam beschlossen, die Krankenanstalten durch zusätzliche Neubauten zu einem Klinikum auszubauen und zum endgültigen Standort der Fakultät zu erklären. Die erste Wegmarke auf diesem gegenwärtigen Kurs ist der Grundstein zum Neubau-West, den Ministerpräsident Lothar Späth am 8. Oktober 1979 auf dem Areal der Krankenanstalten legte[9].

9 Dieser Neubau-West, dessen Rohbau gegen Ende des Jahres 1981 fertiggestellt sein wird, umfaßt vier Kliniken: die Frauenklinik, die Augenklinik, die HNO-Klinik und die Neurochirurgische Klinik; außerdem wird die Hauptaufnahme erweitert. Sobald die Frauenklinik in den Neubau umgezogen ist, kann mit der räumlichen Neuordnung der Kliniken für Innere Medizin begonnen werden, nämlich in einem ersten Schritt durch die Einbeziehung des jetzt von der Frauenklinik genutzten Gebäudetrakts.

Der Gemeinderat hat zum 1. 1. 1980 auch die sprachliche Folgerung aus der neuen Entwicklung gezogen. Seitdem heißt das Krankenhaus am Neckar: KLINIKUM DER STADT MANNHEIM[10]. Das Wort Klinikum bringt zum Ausdruck, daß es sich um eine universitäre Einrichtung handelt. Zugleich ist klargestellt, daß die Stadt Mannheim ihr Träger und Betreiber geblieben ist.

Die Mannheimer Medizinische Fakultät ist ein Erfolg geworden; also hat sie viele Väter.

Die Landespolitiker sagen, es sei ihre Idee gewesen, aber mindestens hätten sie die Idee aufgegriffen und ihr den Weg geebnet. Die Beamten in den Ministerien in Stuttgart können für sich reklamieren, daß sie viel Sachverstand beigesteuert haben und ganz und gar unbürokratisch verfahren sind. Der Wissenschaftsrat kann auf wiederholte Empfehlungen und Ratschläge verweisen. Die Kommunalpolitiker im Mannheimer Rathaus meinen, daß ihr Kalkül im wesentlichen aufgegangen sei; und da sie in den Anlaufjahren an der Last der täglichen Detailarbeit schwer zu tragen hatten, schätzen sie ihren Anteil am Gelingen nicht gering ein. Für die Heidelberger Universität trifft zu, daß sie nie gebeten oder gedrängt werden mußte, sondern frühzeitig ihrerseits die Drängende war. Die schon vor der Gründung an den Krankenanstalten tätig gewesen habilitierten Ärzte wissen, daß ohne sie und ihre Bereitschaft zur Mitarbeit alle Pläne graue Theorie geblieben wären. Wäre die Gründung einer Medizinischen Fakultät mißlungen, es wäre heute leichter, die vielen Gründe aufzuzählen, warum der Plan nur mißlingen konnte, als jetzt darzustellen, was eigentlich am meisten bewirkt hat, daß er gelungen ist.

10 Im Sprachgebrauch der Heidelberger Universität wird ihre Mannheimer Einrichtung schon seit dem Jahre 1964 als »Klinikum Mannheim« bezeichnet.

Gesundheitspolitische Maßnahmen der Stadt Bern im 17. und beginnenden 18. Jahrhundert

von Antoinette Stettler

1. Pest und Gesundheitspolitik

Das Lranksein spielt sich zunächst im privaten Bereich ab, ja könnte als Paradigma des Privaten überhaupt bezeichnet werden. Die beiden öffentlichen Organe, die sich im Laufe der Geschichte als erste mit der Krankheit zu befassen begannen, das Stadtarztamt und das Hospital, sind denn eigentlich als Verlängerung des privaten Armes in die Öffentlichkeit aufzufassen. Beide sollten zunächst bloß die Gesundheit des Einzelnen wiederherstellen und ihm dabei finanziell behilflich sein. Sie hatten somit eher karitativ-sozialpolitische Funktion.

Es zeigt sich, daß Krankheit erst dann vollends zum Politikum wurde, wenn sie sich als Seuche ausbreitete. Von Seuchen geben schon die ältesten Aufzeichnungen Kunde; ebenfalls von Reaktionen der Einzelnen bei einem Seuchenausbruch. Diese flohen kopfüber und massenweise. Angesichts des fürchterlichen Sterbens verhielten sich die Zurückgebliebenen asozial. Das Gemeinwesen desintegrierte. Um einen solchen Zerfall des Gemeinwesens aufzuhalten bzw. rückgängig zu machen, wurde die Seuchenbekämpfung zur Sache der Gesellschaft, mithin des Staates; wurde zum Gegenstand von Beratungen und Entscheiden innerhalb des Gemeinwesens wie auch schließlich von Verhandlungen zwischen den Staaten.

Von solchen recht eigentlich politischen Maßnahmen vernehmen wir seit der zweiten Hälfte des 14. Jahrhunderts, als sich von 1347 an vom Orient her die Beulenpest in großen Wellen über ganz Europa hin verbreitete. So bestellte Venedig bald nach Seuchenausbruch eine dreiköpfige Gesundheitskommission, Pistoia erließ eine Seuchenordnung und Perugia forderte ein ärztliches Gutachten ein. Einige Jahrzehnte später wurden Handelsquarantänen, vor allem im Levantehandel üblich. Wir dürfen Quarantäneverordnungen, deren Durchsetzung weite Teile des öffentlichen Lebens betrafen und oft schwerwiegend beeinträchtigten, als den Anfang jeglicher späterer Gesundheitspolitik betrachten.

Weshalb nicht irgend eine Krankheit, sondern gerade die Beulenpest zum Politikum und zum Katalysator gesundheitspolitischer Entscheide wurde, erklärt sich aus deren Symptomatologie. Die Empfänglichkeit für die Krankheit und ihre Tödlichkeit ist sehr hoch. Wie kaum eine andere Krankheit verläuft sie dramatisch und kann den völlig Gesunden schon innerhalb Stunden töten. Die Gefährlichkeit und der turbulente Verlauf der Pest haben auch in anderen als politischen Gebieten tiefe Spuren im öffentlichen Bewußtsein hinterlassen.

Daß diese Krankheit ansteckend ist, wurde schon früh erahnt und bald klarer erfaßt. 1546 unterschied Gerolamo Fracastoro zwischen der direkten Übertragung von Mensch zu Mensch, derjenigen durch verseuchte Gegenstände und derjenigen *ad distans*. Darunter verstand man die Ansteckung durch verpestete Luft. Der tatsächlich sehr komplizierte Ansteckungsweg, der eine kausale Pestbekämpfung ermöglicht hätte, wurde erst um 1900 erkannt.

Wir wissen heute, daß die Beulenpest zunächst eine Krankheit der Nager, vornehmlich der Ratten ist. Durch den Rattenfloh als Träger des Pesterregers wird dieser durch Flohbiß auf den Menschen übertragen, der nun seinerseits krank wird. Entwickelt der an der Beulenpest erkrankte Mensch einen Pesthusten, kann die Krankheit durch Tröpfcheninfektion direkt von Mensch zu Mensch übertragen werden, ohne den Umweg über Ratte und Floh zu nehmen.

Schlechte hygienische Verhältnisse, insbesondere mangelnde Abfallbeseitigung, welches die Vermehrung der Ratten gestattet, Flohbefall des Menschen sowie Ratten und Flöhe als blinde Passagiere in Warentransporten begünstigen demnach die Ausbreitung einer Beulenpestepidemie. Die europäischen Städte mit ihrer Kleintierhaltung gaben also einen beinahe idealen Nährboden für diese Seuche ab. So ist denn seit 1347 kaum ein Jahr ohne Pestbefall in irgend einer europäischen Stadt zu verzeichnen, wobei aber einschränkend zu bemerken ist, daß für die einzelnen Regionen eine unregelmäßige Periodizität von plus/minus zwanzig Jahren gilt.

Wir haben schon angedeutet, wie sich die italienischen Städte durch Handelsquarantänen gegen die Pestausbreitung zu schützen suchten. Weil diese ansteckende Seuche indessen auch und vor allem als Geißel Gottes galt, wurden von der Kirche, meist bevor der Staat mit seinen Quarantänemaßnahmen zum Zuge kam, in jeder Pestzeit mannigfaltige religiöse Zeremonien abgehalten. Neben Staat und Kirche traten die Ärzte allmählich immer mehr als meinungsbildende Fachleute in den Vordergrund. Der Fatalismus, der in der Pest vornehmlich die Strafe Gottes sah, wurde schlußendlich durch die Überzeugung überwunden, die Pest sei eine natürliche Ansteckung, die es eben durch Quarantäne und auch durch die Absonderung der Kranken zu meistern gelte.

Die Entwicklung von pragmatisch ergriffenen Quarantänemaßnahmen, später unterstützt durch ärztliche Meinungsbildung, das Ganze eingebettet in Handlungen religiöser Art, stellen wir in allen Gemeinwesen fest. Dabei fällt eine Phasen- und Emphasenverschiebung in dem Sinn auf, daß bis ins 17. Jahrhundert in den verschiedenen Regionen einmal eher der Staat, die Kirche oder vielleicht auch die Ärzte das Sagen hatten. Generell bleibt gültig, daß, wie in anderen Gebieten auch, die italienischen Stadtstaaten für die rational begründeten politischen Maßnahmen wegleitend wurden[1].

Abkürzungen	BB	Burgerbibliothek Bern	RM	Ratsmanual
	StAB	Staatsarchiv Bern	PB	Polizeibuch
	StAA	Staatsarchiv Aarau	M	Mandatenbuch
	EA	Eidgenössische Abschiede	SRM	Sanitätsratsmanual

1 Die Literatur zur Pestgeschichte umfaßt mehrere tausend Titel. Es sei hier hingewiesen auf die Standardwerke von Georg STICKER, Abhandlungen aus der Seuchengeschichte und Seuchenlehre, 1/I Die Pest (Geschichte der Pest), Gießen 1908; Jean-Noël BIRABEN, Les hommes et la peste en France et dans les pays européens et méditerranéens, Paris/Den Haag 1975/76.

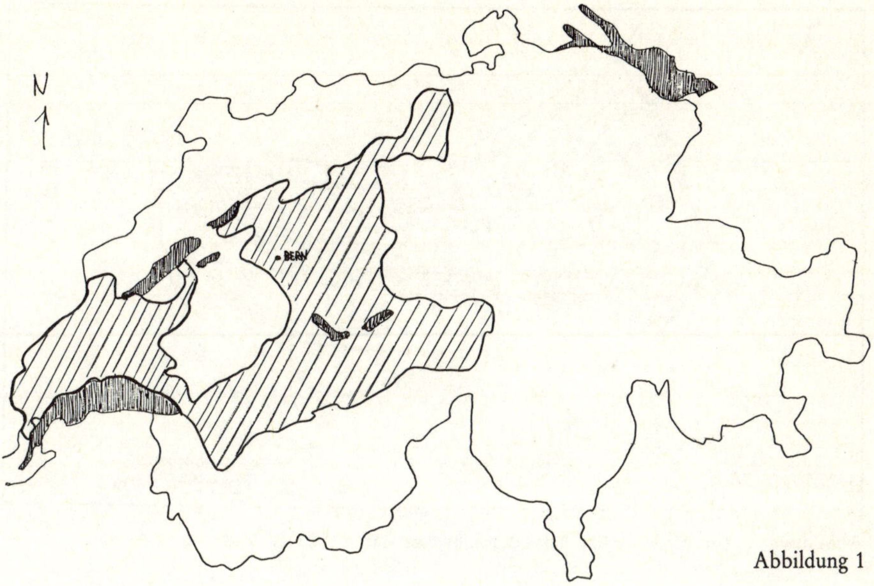

Abbildung 1

2. *Der bernische Staat*

2.1 Territorium und Besiedlung

Wenn nun im folgenden von der Entwicklung der bernischen Pestpolitik die Rede sein wird, so ist vorauszuschicken, daß sowohl die Stadt selbst, bisweilen aber auch ihr Herrschaftsterritorium ins Auge zu fassen ist. Denn Bern, eine der von Herzog Berchtold von Zähringen im 12. Jahrhundert in der Schweiz gegründeten Städte, ist um 1600 das Zentrum eines Territorialstaates. Im Zuge des Absolutismus, wie er sich überall in Europa um 1600 auszubilden begonnen hatte, waren auch in Bern gewisse zentralistische Bestrebungen im Gange, und es wird sich zeigen, daß gerade in Gesundheitsdingen die ausschließliche Betrachtung der städtischen Maßnahmen eine Einengung des Blickfeldes bedeuten würde.

Das bernische Territorium umfaßte im 17. Jahrhundert den heutigen Kanton Bern abzüglich der südjurassischen Propstei Moutier-Grandval, der Landvogtei Erguel und der Freistadt Biel, d. h. das sogenannte »Deutsch-Bern« zuzüglich Teilen des heutigen Kantons Aargau sowie die französischsprechende Waadt (s. Abb. 1).

Die Grenzen verliefen vom nördlichen Genfersee-Ufer ungefähr am südlichen Jurafuß entlang bis Yverdon und Nidau bei Biel, dann der Aare entlang bis etwa Brugg, gingen weiter im Reußtal südlich bis Reinach/AG, umschlossen das Emmental, setzten sich über Interlaken und Meiringen fort, von wo sie entlang der Alpenpässe ins Rhonetal und wieder ans Nordufer des Genfersees führten. Bern besaß mit etwa 9000 km^2 weitaus das größte Staatsgebiet der damaligen Eidgenossenschaft, vergleichbar mit einem mittelgroßen Herzogtum wie etwa Lothringen.

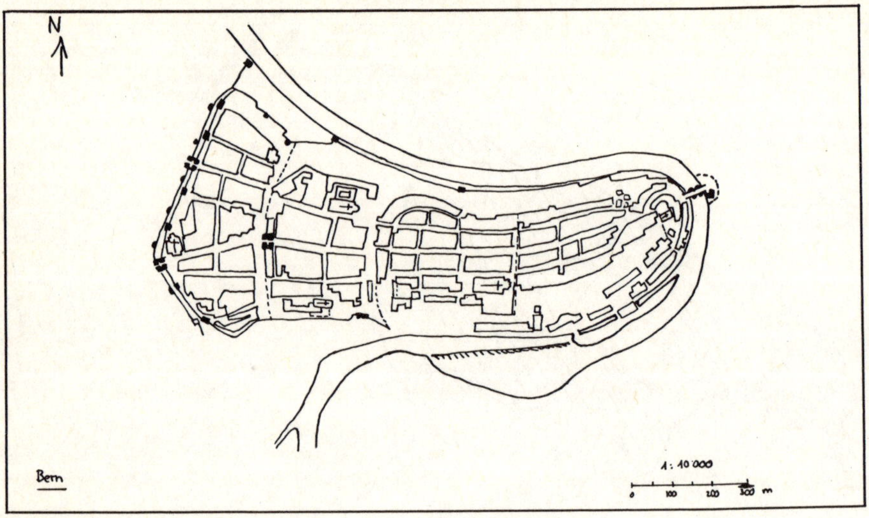

Abbildung 2 (in: Historischer Atlas der Schweiz, Aarau 1951)

Weitgehend in natürlichen Grenzen umschloß es vier verschiedene geologische Regionen, d. h. die stark strukturierte Nagelfluh des Emmentales, die tief eingeschnittenen Täler der Alpen, die steilen Schotterterrassen gegen den Genfersee sowie die vergleichsmäßig flächige Molassegegend des Mittellandes mit ausgedehnten Sumpfgebieten.

Die Besiedlung war locker. Man schätzt die Einwohnerzahl auf 225 000, davon ein Viertel Städter. Herrschte auf dem Land noch weitgehend die auf die alemannische Zeit zurückgehende Streusiedlung, so haben sich doch seit dem Hochmittelalter zahlreiche Kleinstädte herausgebildet. Agglomerationen in den Alpen wie Meiringen, Frutigen usw. sind als Marktflecken, nicht als Städte zu bezeichnen.

Dominierend war die Stadt Bern, die um 1600 schätzungsweise 6000, im Jahre 1760 anläßlich der ersten Volkszählung 13 681 Einwohner hatte. Etwa gleich groß war die ehemalige Bischofsstadt Lausanne.

Von steilen Flußufern geschützt, liegt Bern in einer Aareschleife und hatte schon seit 1345 die Ausdehnung vom Scheitelpunkt der Schleife bis zur Gegend des heutigen Bahnhofes – etwa 2 km – erreicht, wo ein mittelalterlicher Mauergürtel stand (s. Abb. 2).

Hauptkirche ungefähr in der Stadtmitte war das Vinzenzenmünster, dem die anderen Stadtkirchen seit der Reformation von 1528 administrativ unterstanden. Die »Obere Schule«, ein reformiertes Theologenseminar, war im ehemaligen Barfüßerkloster untergebracht. Armenhaus war das Heiliggeisthospital bei der Stadtmauer; Arme und Kranke beherbergte das Inselspital; für Kranke nur standen die beiden »unteren Spitäler«, die seit der Reformation im Kloster zu Predigern beherbergt wurden, zur Verfügung. Die Wohnhäuser waren schmal. Wegen der Kleintierhaltung waren vor allem Schweineställe daran angebaut. Der sichtbare Herrschaftsmittelpunkt, das Rathaus, nahm sich verhältnismäßig klein und bescheiden aus. Auch für die Märkte mußten kleine Plätze genügen.

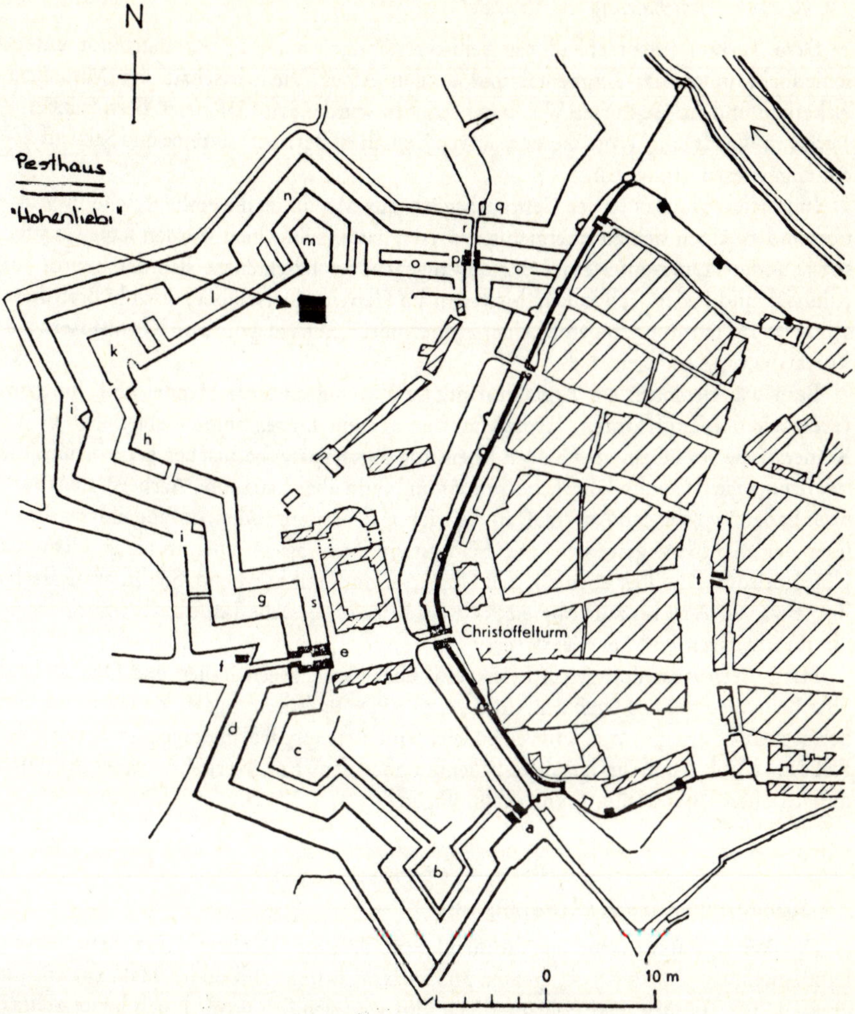

Abbildung 3 (in: F. Hofer, Die Wehrbauten Berns, Bern 1953)

Eingang in die Stadt gewährten am Scheitelpunkt der Flußschleife eine Brücke und ein Brückentor, welche die Straße aus dem Aargau und aus dem Oberland empfingen; an der Stadtmauer im Westen der Stadt gaben drei Tore Einlaß. Schließlich konnte die Stadt über eine Schiffländte am südlichen Aareufer erreicht werden. Von 1622–1634 wurde an der Westgrenze der Stadt ein Festungswerk nach den Plänen des berühmten Hugenotten Théodore Agrippa d'Aubigné errichtet, welches das befestigte Stadtgebiet um einige hundert Meter gegen Westen vergrößerte (s. Abb. 3).

2.2. *Bodenbewirtschaftung und Handel*

Dem Terrain entsprechend war selbstverständlich auch die Agrarstruktur unterschiedlich, indem im Emmental und in den Alpen Viehwirtschaft, im Mittelland Ackerbau und am Genfersee Weinbau betrieben wurde. Seit 1536 besaß Bern Salzbergwerke im Waadtland. Trotz dieser relativen Vielfalt ist Bern auf Getreide und Salzeinfuhren angewiesen geblieben.

Importiert wurden ferner Gebrauchsgüter aus Metall, da die einheimische Produktion in den Alpen sich als unergiebig erwiesen hatte. Schließlich wurden feine Gewebe sowie andere Luxusgüter eingeführt. Demgegenüber beschränkte sich der Export auf Rindvieh und Leder nach Italien, bisweilen auf Getreideüberschüsse, obwohl Bern diese schon im 16. Jahrhundert gemäß einer zielbewußten Getreidepolitik in Kornhäusern zur Vorratshaltung einlagern ließ.

Bern war demnach ein Agrarstaat mit sehr wenig eigenem Handel und nur ganz vereinzelten Manufakturen. Trotzdem war es kein unwegsames Gebiet. Schon die Römerstraße vom Genfersee an den Rhein zog durch später bernisches Territorium. Ihr folgte ungefähr die mittelalterliche Straße von Nyon über Lausanne, Aarberg, Lenzburg nach Baden, welche den Anschluß an die wichtigste Verkehrsader der Eidgenossenschaft über den Gotthard gewährte. Die Hauptstadt Bern lag an einer weniger wichtigen Überlandroute, die aber ebenfalls den Genfersee mit Baden verband. Schiffbar für flache Boote war die Aare bis zum oberen Ende des Brienzersees, die Saane bis Freiburg, sowie die Jurarandseen und der Genfersee.

Hatte Bern Anschluß gegen Frankreich über Genf, gegen Italien und Deutschland über Baden, so war es wegen der Alpen gegen Süden praktisch abgeschlossen. Keiner der bernischen Pässe eignete sich für einen leichten Übergang, wie dies auch heute noch der Fall ist. Wohl waren sie begangen, dienten aber dem Lokalverkehr, manchmal auch militärischen Überraschungsunternehmungen.

2.3. *Sozialstruktur und Rechtsverhältnisse*

Der Wirtschaftsstruktur entsprechend war die große Mehrzahl der Bevölkerung Landbewohner (70–75%). Ungefähr 30% davon waren Voll- oder Halbbauern, die übrigen 70% Tauner. Der vollbäuerliche Hof war ziemlich groß. Noch heute zeugen viele der für Europa stattlichen Bauernhäuser vom relativen Wohlstand ihrer Bewohner im 17. und 18. Jahrhundert. Da Bern kein stehendes Heer unterhielt, waren die Steuern gering. Dennoch bestanden regionale Unterschiede, wobei im großen ganzen die Alpengebiete wirtschaftlich benachteiligt waren.

Auch in anderen Gebieten zeigten sich die bernische Obrigkeit gegenüber der Landschaft aufgeschlossen. Davon zeugen nicht nur das obrigkeitliche Interesse an Meliorationen wie Gewässerstandsregulierung und im 18. Jahrhundert an agrartechnischen Neuerungen, sondern auch die seit der zweiten Hälfte des 17. Jahrhunderts von Staates wegen angeordnete Pflicht zur Anstellung von Schulmeistern in Dörfern und Kirchhören. Man darf annehmen, daß um 1700 ein Großteil der Bevölkerung den Katechismus lesen konnte.

Schätzungsweise 25–30% der Bevölkerung lebte in Bern, Lausanne und den Munizipalstädten. Ihre Mehrzahl setzte sich aus Dienstleuten und Handwerkern zusammen. Akademiker wie Pfarrherren, Ärzte, Schulmeister fielen zahlenmäßig nicht ins Gewicht, genossen aber großes Sozialprestige. Wohl bestanden in Bern und den Munizipalstädten Handwerkerzünfte, doch eine Zunftverfassung bildete sich nie heraus.

Außerdem konnten Akademiker außer Theologen und somit Predikanten in Bern selbst, das seit altersher nur eine Lateinschule besaß, nicht ausgebildet werden. Zwar war die Obrigkeit in der Verteilung von Stipendien an ihre Bürger zum Studium an fremden Universitäten recht großzügig, doch eine breitere Stadtbürgerschicht, wie sie durch das Zusammenwirken von Geistlichkeit, zünftigem Gewerbe, Handel und Gelehrsamkeit entwickelt wurde, gab es in der Stadt Bern nicht.

Rechtlich gliederte sich die Gesellschaft in Burger und Nicht-Burger (Hintersassen, Heimatlose). Das Burgerrecht der Stadt Bern, der Munizipalstädte und seit 1676 auch der Dörfer konnte sich jedermann für wenig Geld erwerben, so daß die soziale Mobilität recht groß war. 1651 schloß die Stadt Bern eben deshalb das Burgerrecht.

Das Burgerrecht gewährleistete ursprünglich die Möglichkeit, sich an den Regierungs- und Verwaltungsgeschäften zu beteiligen. Faktisch bemächtigten sich aber im Zeitalter des Absolutismus etwa sechzig einflußreiche Familien allmählich der Regierung. Seither ist zwischen sogenannten »regimentsfähigen Burgern« (Patrizier) und nicht-regimentsfähigen Burgern zu unterscheiden. Die Schließung des Burgerrechts hatte zudem die Vermehrung der Hintersassen zur Folge. Es ist zu betonen, daß es sich nicht unbedingt um eine Trennung nach Wohlstand oder Beruf zu handeln hatte. Sie war vielmehr rein rechtlicher Art.

2.4. *Regierung und Verwaltung*

Bei der nun folgenden Beschreibung verzichten wir bewußt auf die vollständige Aufzählung aller Ämter und vor allem auf die Subtilitäten bei ihrer Verteilung. Inhaber der Staatsgewalt waren die durch die Wahl bestimmten Schultheiße und Räte, wobei unter »Räte« der Kleine Rat einschließlich des regierenden Schultheißen und des stillstehenden Schultheißen mit 27 Mitgliedern und der Große Rat der Zweihundert zu verstehen ist. Regierungshandlungen gingen theoretisch vom Schultheiß und beiden Räten aus. Faktisch besaßen aber in der in Frage stehenden Zeit der Schultheiß und die Inhaber der angesehensten Ämter, die alle mit Personen aus dem Kleinen Rat besetzt wurden, sowohl die legislative wie die exekutive Macht. Gewichtigste Ämter waren diejenigen der Deutsch- und Welsch-Seckelmeister, die Vennerämter und einige Vogteien.

»Schultheiß und Räte« – wie die zeitgenössische Formel heißt – erledigten die Regierungsgeschäfte mit Hilfe sehr zahlreicher Kammern. Auffallend groß ist die Zahl der Kammern für kirchliche Angelegenheiten. Diesen unterstand die niedrige Gerichtsbarkeit, d. h. vor allem die Anordnung und Überwachung der sogenannten Sittenmandate. Der Dekan des Vinzenzenmünster saß in allen Kirchenkammern ein, wie denn alle Predikanten Beamte des Staates waren.

Seit 1435 sind ferner besoldete Stadtärzte nachzuweisen, die neben der unentgeltlichen Behandlung armer Kranker eine Gutachterfunktion in Gesundheitsdingen wahrzunehmen hatten. Zu ihren Aufgaben gehörte bisweilen die Leprosenschau, später die Apothekenbeaufsichtigung, schließlich die Kontrolle der Hebammen sowie seit der Reformation die Überwachung der Spitäler.

1679 stellten Schultheiß und Räte eine Art vorberatender Gesundheitskommission auf. Sie bestand aus Altvögten und/oder Räten; die Stadtärzte hatten keinen Einsitz. Sie wurde zunächst nur nötigenfalls einberufen und angehört, hatte demnach nicht den Status einer Kammer. Man muß diese Kommission vielmehr als eine Art zusätzlichen amtlichen Gutachters auffassen. 1709 bekamen diese »Comitierten« den Titel »Sanitätsrat« und führten seither eigene Protokolle und zum Teil eine eigene Korrespondenz, seit 1722 mit eigenem Siegel. Seit 1733 besaß der Sanitätsrat die Judikatur in Gesundheitsdingen. Seit 1720 beteiligte sich ein Stadtarzt regelmäßig an den Sanitätsratssitzungen. Sein berühmtestes Mitglied seit 1765 war Albrecht von Haller.

Im ganzen gesehen war die bernische Verfassung mit vielfältigen Kontrollmöglichkeiten dazu geschaffen, ein Gleichgewicht unter den Machtausübenden zu schaffen. Auch in der absolutistischen Zeit gewährleistete sie, daß kein einzelner, nicht einmal der »großmächtige Schultheiß«, die andern zu sehr überragen konnte. Indessen empfand die Obrigkeit als Ganze sich als von Gottes Gnaden eingesetzt.

Die Herrschaftsbeziehungen zwischen der Stadt und ihren Landgebieten wiesen eine große strukturelle Mannigfaltigkeit auf. Namentlich die verwaltungsmäßige Aufteilung Deutsch-Berns war infolge der Belassung alter Partikularrechte wenig systematisiert worden. Wies Deutsch-Bern vor allem auch eine unterschiedliche verwaltungstechnische Nomenklatur auf, zeigte sich diese im Aargau und der Waadt als eroberten Gebieten etwas einfacher.

Die Empfänger obrigkeitlicher Verfügungen waren die sogenannten Amtleute – Schultheißen der Munzipalstädte, die gleichzeitig bernische Vögte waren, Kastlane und Vögte –, welche den Inhalt solcher Verfügungen, sofern sie für das Volk bestimmt waren, durch die Predikanten »vom Cantzel« verlesen lassen mußten.

Wohl waren die Amtleute Repräsentanten der Staatsmacht, doch mangels eigenem Verwaltungspersonal, Leibgarde usw. waren sie auf das Wohlwollen und die Mitarbeit der lokalen Amtsträger angewiesen. Die Rotation auf den verschiedenen Vogteien mit sechs Jahren Amtszeit war sehr groß, so daß auch hier für einen Ausgleich in der Machtausübung gesorgt war.

In Fragen der öffentlichen Gesundheit waren die Landgebiete zunächst autonom. Die größeren Munizipalstädte hatten ihr eigenes Stadtarztamt, das von den bernischen Räten keine Anordnung zu befolgen hatte[2].

Es soll im folgenden nun gezeigt werden, wie sich die Katastrophe eines Pestausbruches in diesem Staat auswirkte und was dagegen unternommen wurde.

2 Dieser Abschnitt ist eine Zusammenstellung aus: Richard FELLER, Geschichte Berns, Bern 1946/60; Hans STRAHM, Geschichte der Stadt und Landschaft Bern, Bern 1971; Festschrift zur VII. Säkularfeier der Gründung Berns, Bern 1891; Hermann RENNEFAHRT, Grundzüge der bernischen Rechtsgeschichte, Bern 1928/36; Paul HOFER, Die Wehrbauten Berns, Bern 1953; Eduard VON RODT, Bern im 17. Jahrhundert, Bern 1903; Walter BODMER, Die Wirtschaftspolitik Berns und Freiburgs im 17. und 18. Jahrhundert, In: Arch. hist. Ver. Bern, 57, 1973; Yvonne THURNHEER, Die Stadtärzte und ihr Amt im Alten Bern, Diss. med. Bern 1944.

3. Die Pest von 1628/29

Von Februar 1628 finden wir Pestberichte aus allen Orten der Eidgenossenschaft, die allerdings in unterschiedlichem Ausmaß betroffen war. Auch die Nachbarn von Bern, Solothurn und Luzern, waren pestverseucht, was das offene Land betraf. Die beiden Hauptstädte blieben, wie sich zeigen sollte, pestfrei. Sie hatten sich von Handel und Verkehr abgesperrt.

Im bernischen Gebiet wütete die Pest ziemlich überall, wie aus einer wohl zeitgenössischen Liste der an der Pest verstorbenen Landpfarrer hervorgeht[3]. Der Pesttod der Pfarrherren darf als gültiger Hinweis auf ein gewichtiges Ausmaß der Seuche gelten, waren es doch traditionsgemäß diese, welche sich als Hirten ihrer Gemeinde für die Krankenpflege einsetzten und dabei angesteckt wurden. Auch in der Stadt Bern begann die Seuche im Februar 1628. Über die Zahl der Opfer sind wir aus einer ebenfalls zeitgenössischen Aufstellung orientiert. Von Anfang Frühling 1628 bis Ende 1629 starben dort insgesamt 2756 Menschen an der Pest[4]. Den Gipfel der Kalamität stellen wir in den Sommer- und Herbstmonaten 1628 fest. Bei der geschätzten Einwohnerzahl von 6000 ergibt sich somit eine Peststerblichkeit von 46%.

Anschauung, wie sich das Leben in einer pestverseuchten Stadt abspielte, gewinnen wir aus einem Brief des dritten Berner Stadtarztes, des berühmten Wilhelm Fabry von Hilden (Fabricius Hildanus), welchen dieser im Jahre 1611, als er noch in Lausanne lebte, einem befreundeten Arzt, Naborowski, in Polen schickte[5]. Darin beschrieb er neben der Tragödie, die sich in seinem eigenen pestverseuchten Haus abspielte, auch das Verhalten der Bevölkerung.

Die einen Kranken wurden in den eigenen Häusern ihrem Schicksal überlassen, andere in ein Spital vor der Stadt gebracht, wieder andere flohen in Häuser und Hütten auf dem Land. Weder Arzt noch Apotheker waren zur Versorgung der Kranken bestimmt, auch den Badern war der Umgang mit ihnen verboten, so daß sich nur die unfähigsten und blödesten, die sogenannten Maronen, mit Pestdingen beschäftigten.

Man erntete kein Korn, keine Trauben und keine Früchte, weil auch die umliegenden Dörfer und Einzelhöfe pestbefallen waren. Wilhelm Fabry selbst und der Arzt Roux gaben aber nicht auf und versuchten, dem Übel mit den damals gängigen Mitteln beizukommen, hatten indessen wenig Erfolg. Der heutige Leser gewinnt den Eindruck einer nahezu völligen Desintegration des Alltagslebens.

Wenn wir nun die Maßnahmen betrachten, welche Bern in dieser Pestzeit ergriff, dürfen wir die hohe Zahl der Pesttoten nicht aus dem Auge verlieren. Innerhalb 22 Monaten wurde nicht allein die Stadtbevölkerung fast auf die Hälfte dezimiert, sondern es starben außerdem der regierende Schultheiß, Anton von Graffenried, ferner 42 Räte sowie mindestens 19 Landpfarrer, eine wahrhaft katastrophale Bilanz.

3 BB MSS.HH. x/59(3), S. 311.
4 BB MSS.HH. III/80(47).
5 Wilhelm Fabry von Hilden (Fabricius Hildanus), Observationum et curationum chirurgicarum centuria quarta, Oppenheim 1619, Cent. IV, Obs. 23.

Was unternahm nun der Staat Bern während dieser Seuchenzeit? Als erste öffentliche Maßnahme gegen die »zunehmende pestilentzische Sucht«, wie die Krankheit genannt wurde, erschien am 27. Februar 1628 ein Sittenmandat, worin übermäßiges Essen und Trinken, unnötiges Wirtshaussitzen und unbescheidene Kleidung verboten wurden. Es mag heute befremden, daß die Obrigkeit zuallererst mit der Ermahnung zu gottgefälligem Lebenswandel an die Öffentlichkeit trat. Doch darf nicht vergessen werden, daß ein Massensterben immer und überall von einer das Gemeinwesen gefährdenden paradoxen Euphorie begleitet wurde. Es erscheint also angebracht, daß gleich zu Beginn einer möglichen Katastrophe solcher Zügellosigkeit vorgebeugt wurde. Im August, bei 640 Pesttoten, mußte das Sittenmandat wiederholt werden[6].

Schon von Februar an wurden die Pestkranken im Armenspital an der Stadtmauer versorgt. Daß solche seit Mai/Juni, wo schon 200 Tote verzeichnet sind, außerdem in ein eigens hergerichtetes Pesthaus auf »Hohenliebi« gebracht wurden, ist sicher. »Hohenliebi« war ursprünglich ein auf einem Hügel gelegenes Landhaus am Westende der Stadt, einige hundert Meter außerhalb der Mauern (Abb. 3). Anläßlich des Schanzenbaus von 1622 wurde es von seinem Besitzer an die Stadt verkauft, welche das Haus u. a. ihrem Festungsbaumeister Théodore Agrippa d'Aubigné überließ, solange dieser in Bern die Arbeiten überwachte[7]. Das nunmehr zwischen mittelalterlicher Stadtmauer und neuem Festungsgürtel eingezwängte Landhaus bot sich der Stadt während der Pestkalamität als zusätzliches Krankenhaus an. Wir wissen weder genau, wie es aussah noch wie groß es war. 1732 wurde es als »in der Art eines Klösterleins« beschrieben[8]. Vergleicht man es mit heute noch bestehenden Landhäusern aus der Zeit um 1600, dürfte das Haupthaus drei durch einen Treppenturm verbundene Stockwerke gehabt haben, somit einschließlich kleiner Nebengebäude bei starker Belegung etwa 80–100 Kranke beherbergt haben können. Diese Aufnahmekapazität darf bei Beginn und Abflauen der Epidemie mit schätzungsweise 50–100 Neuerkrankten pro Monat als sehr beachtliche Quote gelten, war aber auf dem Höhepunkt der Seuche mit bis zu 500 Neuerkrankten ungenügend. Daher muß angenommen werden, daß zahlreiche Kranke in ihren eigenen Häusern in der Stadt blieben.

Über die Ausstattung von »Hohenliebi« sind wir durch ein Gutachten – ein sogenanntes *consultum* – der drei Stadtärzte von Mitte Juli 1628 informiert[9]. Die Krankenräume sollen vier Kranke und zwei Pfleger beherbergen. In den größeren Gemächern dürfen acht Kranke liegen. Als Bett sollen Spreusäcke dienen, die bei starkem Schwitzen rasch ausgewechselt werden können. Genügend Bettzeug ist beizubringen sowie Wacholderholz zum Räuchern der Räume. Wacholderrauch galt damals als Desinfizienz gegen die Pestausdünstungen. Der Aufenthalt in »Hohenliebi« war nicht unentgeltlich, demnach handelt es sich nicht um ein Armenhospital. Die Ausstat-

6 StAB Christenliche Mandaten VI^2 868 Nr. 31k.

7 Hans MORGENTHALER, Fritz GROSSENBACHER, Gedenkschrift zum 75jährigen Bestehen des Länggassleistes, Bern 1940, S. 28ff.

8 Johann Rudolf GRUNER, Deliciae urbis Bernae, Zürich 1732.

9 StAB Allerlei Bedenken, Blatt »consultum«, Nr. 4 647/649.

tung und Pflege in »Hohenliebi« darf im zeitgenössischen Rahmen als fortschrittlich gelten.

Im Juli, bei abermals mehr als 100 Pesttoten, was nun offenbar nahelegte, daß die Seuche keineswegs am Abklingen war, finden wir verschiedene Anordnungen stadthygienischer Art. Da bekam zunächst der »Bauherr« den Befehl, die Gassen von Misthaufen und sonstigem Unrat reinigen zu lassen, eine Unternehmung, die wohl eher schleppend in Gang gekommen sein mußte, denn der Befehl wurde zweimal wiederholt[10]. Zweitens sollte der Bachmeister dafür sorgen, daß die Ehgräben geputzt und der Stadtbach, ein kleines Gewässer, das der Längsachse der Stadt folgte, zweimal wöchentlich des Nachts durchgeschwemmt werde. Schließlich wurde die Beerdigung der Toten innerhalb der kurzen Frist von 12 bis 14 Stunden verlangt. Die Stadtärzte waren übrigens der Meinung, daß nicht in den *neulich erfundenen Pestsärgen* bestattet werden solle, bei welchen man durch einen mit Scharnieren befestigten Boden die Leichen ins Grab kippen konnte. Es sollen vielmehr wie immer die gut genagelten *todtenbäum* Verwendung finden, damit die Dünste nicht aus den Pestleichen aufsteigen können[9]. Daß mit der Herabsetzung der Bestattungsfrist gleichzeitig das übliche Leidklagen der »Weiber« auf dem Friedhof verboten wurde[11], hat wohl seinen Grund weniger in hygienischen als in psychologischen Überlegungen. Es wurde damit die Vermeidung »unnötigen Schrekkens« angestrebt. Angst galt auch als Pestursache.

Ein Versammlungsverbot, wie es die Theorie der direkten Ansteckung geboten hätte, erscheint nur in Umrissen. Wohl sollten Kranke nicht unter die Leute gehen und Genesene erst nach vier Tagen, wohl waren Krankenbesuche aufs Nötigste einzuschränken, wohl sollte der Aufenthalt auf dem Kirchhofe, der Kontakt mit den Leichen möglichst kurz sein. Doch gilt andererseits für die gesamte Pestzeit vermehrter Besuch der Gottesdienste und in der Kirche längerer Aufenthalt, weil viel mehr gesungen werden mußte[12]. Mitte August wurde außerdem ein Buß- und Bettag angeordnet, ein in unserer Sicht idealer Kontaktort für die Krankheitsübertragung. Auch auf das jährliche *Uuschiesset* wurde als nützliche kriegerische Übung im August trotz nun seit Juli 600 Toten nicht verzichtet[13].

Hier ist vielleicht eine Zwischenbemerkung über die Ordnung der staatlichen Prioritäten am Platz. Nicht die Pestkatastrophe, sondern die militärische Bereitschaft war wichtigstes Traktandum. Im Anschluß an die Niederlage 1589 im Savoyerhandel und mit dem Aufkommen der Schußwaffen befand sich Bern zu Beginn des 17. Jahrhunderts in einer Verteidigungskrise. Das mittelalterliche Milizsystem, das die glänzenden Siege in den Burgunderkriegen ermöglicht hatte, genügte nicht mehr. Seit dem Ende des 16. Jahrhunderts waren deshalb Bestrebungen zur Milizreform im Gange, die mit dem Ausbruch des Dreißigjährigen Krieges um so dringlicher erscheinen mußten. Es wurde unter anderem der schon erwähnte Hugenotte d'Aubigné beim 1622 begonnenen Schanzenbau zugezogen. Im Mai 1628 erreichte die Reform unter dem General von

10 StAB RM 56.90 bzw. PB 4.413.
11 StAB RM 56.151 bzw. PB 4.420.
12 StAB Druck VI 540 Nr. 26f.
13 StAB PB 4.481.

Erlach-Castelen einen vorläufigen Abschluß[14]. Es ist also verständlich, daß unter dem globalen Aspekt der Selbstverteidigung nicht auf eine Schießübung verzichtet wurde, zumal Bern bei der Bevölkerung auf einigen Widerstand in der Erlernung des Schußwaffengebrauchs stieß. Allerdings mußte dieses *Uschiesset* ohne jegliche Völlerei und ohne Kartenspiel vor sich gehen.

Man gewinnt den Eindruck, daß alle diese Anordnungen mehr internen Charakter in dem Sinne hatten, als der Befehlsempfänger der zuständige Amtsträger war. Erst gegen Ende August, als schon gut ein Zehntel der Stadtbevölkerung tot und vielleicht unter dem Eindruck, daß gar der Schultheiß dahingerafft worden war, wandten sich Schultheiß und Räte direkt an das Volk und ließen ein Mandat *vom Cantzel* verlesen. Dieses Mandat stellt eine Zusammenstellung der schon erwähnten bisherigen Anordnung dar, namentlich die Präzisierung der hauptsächlich die Bevölkerung angehenden Befehle über den Besuch der Kranken zu Hause, der neuen Bestattungsvorschriften; es appelliert an jedermann, nun endlich den Unrat wegzuschaffen[15].

Mit dem erwähnten Mandat, der nochmaligen Wiederholung des zu Beginn der Seuche erlassenen Sittenmandates sowie der Ausrufung des erwähnten Buß- und Bettages verschwand die Pest aus Abschied und Traktanden. Offenbar hatte sich der Ausnahmezustand in Alltagsroutine verwandeln lassen. Im Dezember 1628 zeigte sich dann ein Absinken der monatlichen Todesfälle, was wohl eher auch der kalten Jahreszeit als der Wirksamkeit der Maßnahmen zuzuschreiben ist, doch waren diese insofern nützlich, als sie trotz Weiterglimmen der Seuche ein Neuaufflackern im nächsten Frühjahr verhinderten.

Fassen wir die Pestmaßnahmen in der Reihenfolge ihrer Implementierung zusammen – Sittenmandat, Einrichtung eines Pesthauses, Stadtreinigung, beschränktes Versammlungsverbot sowie Vermehrung der religiösen Zeremonien – und stellen fest, daß all dies energisch erst betrieben wurde, als schon ein Sechstel der Bevölkerung tot war, so scheint uns heute diese obrigkeitliche Trägheit vor allem auch im Vergleich zu Berns Nachbarn und erst recht zu den italienischen Stadtstaaten beinahe unverständlich. Namentlich fehlt jede Anordnung zur Stadtsperre und zur Unterbindung des Handels.

Suchen wir nach Gründen für eine solche Untätigkeit, so ist zunächst darauf hinzuweisen, daß das Krankheitsgeschehen offenbar eben erst die Schwelle vom Privaten par excellence zum Politikum zu überschreiten begann. In diese Richtung weist auch, daß der zweite Stadtarzt David König beauftragt wurde, einen Pestratgeber zur privaten Krankheitsvorbeugung zu verfassen, eine Schrift, die nur im Manuskript zirkulierte und dies ziemlich sicher nur in den oberen Ständen[16].

Die Seuche war zweitens vermutlich zunächst auch nur eine Angelegenheit der unteren Bevölkerungsschichten. Denn es ist auffällig, daß der Staatsapparat, der sich aus den Mitgliedern der oberen Stände rekrutierte, auch auf dem Höhepunkt der Seuche

14 Georges GROSJEAN, Miliz und Kriegsgenügen als Problem im Wehrwesen des Alten Bern, In: Arch. hist. Ver. Bern. 51/1 1953, S. 131–171.

15 StAB PB 4.420.

16 David KÖNIG, Consilium medicum über die leydige Pest..., Bern 1721.

nicht eigentlich zusammenbrach. Die Ratssitzungen fanden wie üblich statt und behandelten beinahe alles andere als die Pest. Nur in den Missivenbüchern, die von kleinen Beamten geführt wurden, zeigt sich eine gewisse Unordnung. Einziges, aber sehr wichtiges Indiz gestörter staatlicher Tätigkeit ist das Fehlen jeglichen Hinweises, wann der Schultheiß, immerhin ein sehr mächtiger Mann, verstarb, wann und wie er begraben wurde. Wir finden lediglich seinen Namen von Schreiberhand aus der Präsenzliste des Rates gestrichen. Offenbar fand keines der üblichen, prunkvollen Begräbnisse statt. Anton von Graffenried ist der einzige Schultheiß, von dem wir kein Sterbedatum wissen.

Ein bezeichnendes Schlaglicht auf die eigentümliche Untätigkeit der öffentlichen Hand wirft auch die Tätigkeit der drei Stadtärzte. Wer gemeint hätte, sie wären pausenlos in Pestsachen unterwegs gewesen, wird eines besseren belehrt, wenn er erfährt, daß sie mit den Badern zu Kompetenzstreitigkeiten über die Versorgung der Kranken in »Hohenliebi« Zeit hatten, daß ferner Dr. Fabry vom Rat beauftragt wurde, die Badefahrt nach Zurzach einer gewissen Anna Mexer zu bewerkstelligen usw.[17].

Daß Krankheit eher eine Privatsache war, wird auch dadurch nahegelegt, daß Bern, obwohl in anderen Belangen schon recht zentral verwaltet, keinerlei Anweisungen in Pestsachen an seine Munizipalstädte und Vögte erließ. Einige Städte unternahmen allerdings auf eigene Faust analoge hygienische und kirchliche Vorkehrungen. Pest, sofern sie Politikum war, endete 1628 für Bern an den Mauern der Hauptstadt.

Doch galt dies nicht einmal für die Tore. Denn soweit wir überblicken können, bestand für deren Bewachung keine Regelung. Der Zugang zur Stadt war wegen der Seuche nicht gesperrt. Dies ist auffällig, denn die italienischen Städte kannten ja Sperren und Quarantäne seit dem 14. Jahrhundert. Die Nachbarn Solothurn und Luzern waren 1628 ebenfalls gesperrt. Zwei Überlegungen mögen die Berner Ratsherren bei der Unterlassung solcher Sperren geleitet haben. Einmal kamen sie sich als Obrigkeit eines Agrarstaates mit wenig Handel wohl kaum als verpflichtet vor, diesen auch noch zu unterbinden. Solches schien nicht der Mühe wert, zumal die theoretische Begründung derartiger Sperren, die in der direkten Kontaktnahme mit Pestkranken und ihren mitgeführten Gütern bestand, damals durchaus nicht gesichert war. Vielmehr legten ihnen ihre eigenen Pfarrherren dar, daß die Pest eine Strafe Gottes sei, und auch die drei Berner Stadtärzte neigten der Lehre von der Luftverpestung zu, wie wir aus ihren Zeugnissen wissen. Schultheiß und Räte wären überdies zu ausgedehnten Sperren, hätten sie deren Nutzen überhaupt eingesehen, gar nicht gut im Stande gewesen, wurde ja das Milizsystem, das die nötigen Wachmannschaften geliefert hätte, eben gerade 1628 einer Neuorganisation unterzogen.

So blieb es bei Pesthaus und Stadtreinigung, wohl wirksam, aber bei ausgebrochener Seuche ungenügende Maßnahmen. Die Pest als politische Herausforderung erschöpfte sich in seuchenpolizeilichen Maßnahmen, welche im Einklang mit kirchlicher und ärztlicher Meinung schließlich strikt durchgeführt wurden.

17 StAB RM 56.150ff.

4. *Der Pestzug von 1667/70*

Wenden wir den Blick nun auf die folgende Pestseuche, welche bernisches Gebiet im Jahre 1667 im Anschluß an die berühmte Londoner Pest erreichte, finden wir im Gegensatz zu 1628 eine vergleichsweise nervöse Obrigkeit, welche auf Pestangelegenheiten sogleich reagierte.

Anfang August 1667 verschleppte der Wiedertäufer Peter Müller, der sich in Breisach beim Bestatten Pesttoter angesteckt hatte, die Krankheit bei der Rückkehr in sein Heimatdorf Strengelbach im bernischen Amt Aarburg[18]. Sein Dorf, in welchem innerhalb etwa eines Monats 22 Menschen starben, bildete den Ausgangspunkt einer Pestepidemie, von welcher alle vier aargauischen Ämter Aarburg, Biberstein, Schenkenberg und Lenzburg betroffen wurden, und welche mehr als ein Jahr bis in den Winter 1668/69 andauerte.

Sogleich nach dem Eintreffen der Pestnachricht aus dem Amt Aarburg begann in den bernischen Räten eine rege Tätigkeit. Ungefähr ein Monat nach Ausbruch der Seuche in Strengelbach und drei Wochen nach deren Bekanntwerden in Bern traten Schultheiß und Räte mit einer Pestordnung an die Öffentlichkeit[19]. Sie wurde an die Amtleute aller deutsch-bernischen und aargauischen Ämter und Städte sowie an die Freiweibel der Dörfer verschickt und war außerdem auch von der Kanzel zu verlesen. Eine Woche später ging dasselbe Mandat in französischer Sprache an die Ämter und Städte der Waadt.

Das Mandat befahl neben Anweisungen zum gesitteten Lebenswandel in der Präambel die Aufstellung von *wachten an gräntzen und pässen allerorten.* Reisende mußten einen *beglaubten schyn* vorweisen können. Es wurde zudem der inneraargauische Verkehr kontrolliert. Auch das *bätelgesindtli* (herumziehende Bettler), das die Krankheit hätte verbreiten können, durfte nicht durchgelassen werden. Größere Versammlungen wie bei Tauf- und Leichenmählern waren an verseuchten Orten verboten. Niemand aus den aargauischen Ämtern durfte an den Toren der Hauptstadt eingelassen werden, es sei denn, er habe den *schyn gesunden lufts.* Diese Passierscheine konnten unentgeltlich beim Pfarrherrn oder Landschreiber bezogen werden, wenn der Interessent durch Eid beglaubigte, aus einer noch gesunden Ortschaft zu kommen. Auch in der Waadt wurden solche Pässe, *bulette de santé,* ausgestellt[20].

Gleichzeitig liefen Vorkehrungen für den allfälligen Pestausbruch in der Hauptstadt an. Das Pesthaus »Hohenliebi« wurde wiederum eingerichtet. Diesmal sollte es einen eigenen Medicus erhalten; es wurde neben dem Haus ein spezieller Kirchhof vorbereitet und man ernannte zusätzlich Torwächter. Der Ernst der Maßnahme wurde dadurch unterstrichen, daß Pesthaus und Torbewachung der Kontrolle durch die Venner unterlag, welche, wie erinnerlich, sehr hohe Beamte waren[21].

Einige Tage später wurde die Einrichtung eines Quarantänehauses für Genesene und verdächtige Reisende in der »Enge«, etwa zwei Kilometer außerhalb der Stadt in nördlicher Richtung in Erwägung gezogen.

18 StAA Zofingen Aktenbuch A 1649, S. 335ff.
19 StAB RM 156.197 bzw. M 8.390.
20 StAB M 8.392.
21 StAB RM 156.198ff.

Ebenfalls kümmerte sich nun die Hauptstadt um seuchenpolizeiliche Angelegenheiten in den aargauischen Ämtern. In Schenkenberg mußten die Schweineställe samt Unrat aus den Ortschaften verschwinden. Schultheiß und Räte befaßten sich auch mit Einzelgängern, die trotz Sperren zum Krankenbesuch im Lande umherwandelten. Man solle solche ergreifen und in Quarantäne behalten. Ferner mußten die Strengelbacher, die in seuchenfreien Zeiten den Kirchhof der nahen Stadt Zofingen benützten, einen eigenen Kirchhof weihen, um der Ausbreitung der Seuche zu steuern[22].

Trotz solcher nun einschneidender und zentral anbefohlener Maßnahmen wurde aber auch die private Seite des Krankheitsgeschehens nicht vernachlässigt. Von Staates wegen wurde ein *Einfaltiger Denckzettul...* – ein Pestratgeber[23] – sowie ein kirchliches Trostbüchlein verfaßt, gedruckt und an die aargauischen Amtleute zur Verteilung gesandt.

Parallel zu den staatlichen Maßnahmen, doch etwas verspätet erfolgten rein kirchliche Anweisungen, welche in der Einschränkung (!) der Feiern und in einer Standardgebetsformel bestanden[24].

Wie sehr im Vergleich zu 1628 die Epidemie diesmal ins Zentrum politischer Entscheidungen gerückt war, zeigt sich ferner auch daran, daß zwei Wochen nach dem Eintreffen der Katastrophennachricht von den bernischen Räten die Korrespondenz in Pestangelegenheiten nicht nur mit den aargauischen Ämtern sowie mit den unmittelbaren Nachbarn Solothurn und Luzern, sondern auch mit Basel und Genf eingeleitet wurde[25]. Damit waren auch die beiden Städte an den Endpunkten der bernischen Transitstraße zum Gedankenaustausch begrüßt, wenn nicht schon in die Koordination der Abwehrmaßnahmen einbezogen. Im November wurde sodann die Korrespondenz der Stadtärzte mit ihren Kollegen in Basel, Schaffhausen und Zürich angeregt, die in der Eidgenossenschaft als besonders gelehrt galten[26].

Da in der Eidgenossenschaft nicht nur Bern von der Seuche betroffen war, hielten die fünf Innerschweizer Orte eine außerordentliche Tagsatzung in Gersau ab, etwas später eine solche in Bremgarten/AG unter Mitbeteiligung von Zürich. Es wurden Fragen der Mailänder Pestverordnung wie die Handelsquarantäne am Gotthardpaß sowie die Räucherung der Briefpost zur Desinfektion erörtert. Bern beteiligte sich an diesen beiden Sondertagsatzungen nur auf Korrespondenzebene[27].

Zu Ende des Jahres 1667 scheint die bernische Obrigkeit die Pestangelegenheit in den Griff bekommen zu haben. Weitere Einträge ins Ratsmanual betreffen hinfort lediglich Klagen der unmittelbaren Nachbarn über Umgehungen der Grenzsperren zwecks Besuches lokaler Marktveranstaltungen. Am 1. März 1669, nach rund anderthalb Jahren, hoben Schultheiß und Räte die Ausnahmeregelungen auf. Die Seuche im Aargau war abgeflaut.

22 StAA Zofingen Aktenbuch A 1649, S. 339–350 und StAB RM 156.223.
23 StAB RM 156.261 bzw. M 8.400 bzw. Sanitätswesen 18. Jahrhundert 157 B XI/1.
24 StAB RM 156.306 bzw. Gedruckte Mandate XVII Nr. 22.
25 StAB RM 156.197.
26 StAB RM 156.364.
27 EA Bd. 1648–1680.

Doch schon zwei Wochen später traf die Katastrophenbotschaft über den Ausbruch der Pest in Grindelwald (im Berner Oberland) bei den Räten ein. Aus Königsfelden im Aargau hatte ein alter Mann im Winter 1668/69 die Krankheit in die Umgebung von Interlaken gebracht. Von dort wurde das Tal von Grindelwald angesteckt. In einer für die Pestgeschichte klassisch gewordenen Monographie beschrieb Heinrich Türler[28] diese Epidemie aufgrund des ausführlichen Briefwechsels zwischen dem Pfarrer von Grindelwald und dem Vogt in Interlaken, so daß hier Stichworte genügen.

Als der Bericht aus Interlaken in Bern eintraf, legten die Räte den Stadtärzten diesen sogleich zur Beurteilung vor. Sie hielten ihn für einen über *die wahre Pest und erbliche Seuche der Contagion*, woraufhin Schultheiß und Räte die Sperrung des Zuganges zu den Lütschinentälern befahlen. Zur Abwendung einer Hungersnot wurden den betroffenen Tälern durch die Sperre hindurch Brot, Schmalz und Salz geliefert. Ein Stadtarzt und ein Bader wurden nach Grindelwald beordert, um den Pfarrer und den lokalen Bader in der Krankenpflege zu unterrichten und Medikamente zu hinterlassen. Sie schauten sich die Pestleichen an und fanden ihre anfängliche Diagnose bestätigt.

Die Bauern zeigten für die Talsperre wenig Verständnis, sie waren *verstockt*, so daß sich die Seuche auch in andere Täler des Oberlandes verbreitete. Als sie im Kandertal auftrat, wurde die Hauptstraße ins Oberland außerhalb von Thun ebenfalls gesperrt. Nach Meiringen und Frutigen sandte die bernische Obrigkeit Theologiestudenten der »Hohen Schule«, um die an der Pest verstorbenen Pfarrer zu ersetzen. Im Winter 1669/70 flaute die Seuche ab, und nach Säuberung und Räucherung der betreffenden Ortschaften hoben Schultheiß und Räte am 31. Mai 1670 die Sperren endgültig auf. Allein die Talschaft Grindelwald sah ihre Bevölkerung auf 60 Prozent dezimiert und blieb auf Jahre hinweg verschuldet, weil ihr wegen der mangelhaft eingehaltenen Sperre die Rechnung für die gelieferten Lebensmittel und Medikamente aufgebürdet wurde.

Überblickt man die staatlichen Maßnahmen zur Pestabwehr in den Jahren 1667/70 und stellt sie in den Vergleich zu denjenigen des Jahres 1628, so fällt als erstes die Politisierung des Seuchengeschehens ins Auge, die sich in Sofortmaßnahmen äußerte. Außerdem hatten sich Schultheiß und Räte mit einer ad hoc einberufenen Gesundheitskommission dotiert. Angesichts der Pest werden wir Zeugen von Sperrungen verseuchter Gebiete, so gut es eben ging. Ferner stellen wir den Anfang von Koordinationsbestrebungen mit den eidgenössischen Nachbarn fest. Schließlich ergriff die Hauptstadt seuchenpolizeiliche Vorkehrungen und suchte solche im Aargau durchzusetzen.

Auffallenderweise standen 1667/70 die kirchlich/sittlichen Veranstaltungen nicht mehr so sehr im Vordergrund. Sittenbefehle fanden gerade noch in der Präambel zum Mandat von 1667 Erwähnung. Kirchliche Feiern wurden sogar eingeschränkt, und dabei mußte eine dekretierte Gebetsformel genügen. Immerhin waren die Pfarrer und die Theologiestudenten als gelehrte Personen äußerst nützlich zur Krankenpflege.

28 Heinrich Türler, Die Pest im Oberland im Jahre 1669, Bern 1893. Diese klassische Monographie zur Pestgeschichte, die leider keine Quellenangaben enthält, basiert auf der Korrespondenz der Stadt Zofingen mit den bernischen Räten, wie sie im Zofingen Aktenbuch A 1649 im StAA vorliegt, und auf derjenigen zwischen dem Vogt in Interlaken und dem Pfarrer in Grindelwald, wie sie sich im Ämterbuch Interlaken C, S. 595ff., im StAB erhalten hat.

Offenbar hatte allenthalben die Überzeugung an Boden gewonnen, daß die Pest nicht nur eine Strafe Gottes sei, die es hinzunehmen gelte, sondern auch eine Krankheit mit natürlichen Ursachen. Dieser Ansicht kam gewiß auch das 1647 publizierte *Scrutinium pestis* des Athanasius Kircher entgegen, der behauptete, mit dem neu erfundenen Mikroskop Pestwürmchen im Blute des Kranken gesehen zu haben. Diese Würmchen hielt er für die Krankheitsursache, was zwar eine Täuschung war, die aber dennoch den der Kontagiositätslehre anhängenden Ärzten einen großen Prestigezuwachs gegeben haben dürfte. Hinfort erschien die direkte Ansteckung plausibel und folglich Sperren und Quarantänen sinnvolle Veranstaltungen, deren Erfolg in der Verschonung der Städte Luzern und Solothurn im Jahre 1628 gerade den Bernern besonders augenfällig geworden sein mußte.

Den obrigkeitlichen Maßnahmen war 1667/70 ein teilweiser Erfolg beschieden. Während Deutsch-Bern, die Hauptstadt und die Waadt von der Seuche verschont geblieben waren, wurde der Aargau und das Oberland schwer betroffen. Wir begreifen heute leicht, weshalb dies geschehen konnte. Nicht nur kamen die Sperren erst nach Ausbruch der Seuche zwar sofort, aber dennoch zu spät, sondern beide Male waren es Einzelgänger, welche die Seuche verschleppten, im Falle des Oberlandes auf Fußpfaden durch das Emmental. Daß die bernische Obrigkeit 1670 die Wichtigkeit des Einzelgängers bei der Auslösung einer Pestepidemie zu bewerten wußte, zeigt sich daran, daß sie eine Frau aus dem Oberland, welche in der Stadt Bern erkrankte, sofort in »Hohenliebi« absondern ließ, die einzige Kranke, die schlußendlich die ausgedehnten Vorkehrungen gebraucht hatte.

5. Die Pestepidemien seit 1670

1670 war das letzte Jahr eines Pestzuges auf eidgenössischem Gebiet. Die Schweiz wurde hinfort von keinem einzigen Pestzug mehr betroffen. Andererseits war die Alertisierung auf Pestdinge seit 1670 derart gestiegen, daß jegliche Pestnachricht aus dem Ausland sogleich große Reaktionen auslöste. Es soll noch im Überblick darauf eingegangen werden.

Als 1679 in Meißen, Merseburg und Erfurt die Pest ausbrach, sperrte Bern seine aargauischen Grenzen, diesmal auch für den Handelsverkehr. *Wullen fabricq, leinwandt, seidenkleider* mußten an einem gesunden Ort *quarantaine ausstehen*[29]; Briefe wurden in Gegenwart des Empfängers, aber ohne *läsung* erbrochen und geräuchert[30]. Wiederum traf die Hauptstadt ihre seuchenpolizeilichen Vorkehrungen; sogar ein drittes Pesthaus, das ehemalige Leprosenspital, sollte bereitet werden. Die *comittierten zum contagionsgeschäft*, nun offiziell nominiert, erstellten ein Gutachten zu einem Pflichtenheft für die Ärzte und die Bader sowie für die Apotheker, vornehmlich zur Preisbindung für die Arzneien[31].

29 StAB RM 185.312 bzw. M. 9.415.
30 StAB RM 185.312.
31 StAB RM 185.312.

Der Pestausbruch von 1709 in Brandenburg, Preußen und Polen sowie der von Mailand ausgeübte handelspolitische Druck gaben Anlaß zur formellen Einsetzung eines vierköpfigen Sanitätsrates, der seither eigene Protokolle führte. Die Stadtärzte saßen noch nicht ein, wurden aber angehört. Die Sanitätsräte verfaßten als erstes ein Gutachten für eine Pestordnung, eine Zusammenfassung der bisher geübten Maßnahmen unter Zufügung eines Paragraphen, der sich mit der Verhütung von Plünderungen in den Häusern der an der Pest Verstorbenen befaßt[32].

1713, anläßlich der Pest in weiten Gegenden Österreichs, erstellte der Sanitätsrat auf der Basis des Gutachtens von 1709 eine *heilsame Ordnung*, die als *placard* (Plakat) gedruckt nun eine sehr viel größere Verbreitung in Bern und in der Eidgenossenschaft fand als die bisher nur mündlich verlesenen Erlasse[33].

Beim Ausbruch der Pest in Marseille 1720 wurde dieses seit 1679 immer mehr verfeinerte staatliche Gesundheitsinstrumentarium in vollem Umfange auf die Probe gestellt. Der Sanitätsrat, zu dem nun einer der Stadtärzte gehörte und der seit 1722 sein eigenes Siegel führen durfte, tagte bis zum Ende der Kalamität im Jahre 1723 in Permanenz und hinterließ wahre Aktenberge. Er war so eifrig, daß er von den Räten sogar zur Zurückhaltung ermahnt werden mußte, um dem Handel nicht noch mehr zu schaden.

Schultheiß und Räte hatten nämlich sogleich die Totalblockade des Verkehrs mit der Provence, dem Languedoc und der Dauphiné angeordnet und den Zugang zur Waadt mit 200 Mann regulärer Truppen gesperrt. Pro Amt blieben drei Passierstellen für Reisende mit Pässen, diesmal für die unteren Stände mit Personalienbeschreibung, offen. Man verödete die Fußpfade und versah sie mit Verbotsschildern. Zur Abschreckung standen Galgen an den Grenzstellen. Mitgeführte Textilien wurden kurzerhand verbrannt. Später setzte man eine Kopfprämie für die Ergreifung Verdächtiger aus[34].

Auf Veranlassung des Sanitätsrates wurde die Ernte an Baumnüssen und Wacholderbeeren zur Herstellung des prophylaktischen Wacholderöles von Staates wegen blokkiert.

Waren es 1667 noch die Innerschweizer Orte, die wegen der Pest eine Sondertagsatzung einberiefen, so übernahm 1720 Bern die Führung in innereidgenössischen Gesundheitsangelegenheiten und veranstaltete in Aarberg eine Konferenz, zu welcher außerdem Biel und Neuenburg eingeladen wurden[35]. Im November 1720 befaßte sich ferner auch die reguläre Tagsatzung in Baden mit Pestangelegenheiten, weil der französische Botschafter vorstellig geworden war. Im Gegensatz zu 1713, wo er sich um die Bandisierung Österreichs durch die Eidgenossenschaft bemühte, wollte er jetzt erreichen, daß nicht ganz Frankreich unter den eidgenössischen *bando* falle. Die süddeutschen Fürsten andererseits begrüßten die schweizerischen Bandisierungsabsichten.

32 StAB SRM 1, Proömium und Anhang.
33 StAB Sanitätswesen 18. Jahrhundert Nr. 197 B XI/1.
34 Eugène Olivier, Médicine et santé dans le pays de Vaud, Lausanne 1962ff., II/1, S. 619ff.
35 StAB Mappe zur Tagsatzung zu Aarberg.

Zürich suchte zwischen den französischen und deutschen Anliegen zu vermitteln. Das Geschäft wurde an der Tagsatzung im Juli 1721 in Frauenfeld erneut aufgenommen[36].

Das Ende der Ausnahmeregelungen wegen der Pest in Marseille wurde 1723 erklärt. Ebendann war eine *projektierte Ordnung* des Sanitätsrates fertig geworden, die in 37 Punkten eine nochmalige Verfeinerung der 1720 erlassenen Pestordnung darstellt. Sie diente hinfort als *Instruktion für Sanitätsratsassessoren* und war seit 1743 als Anhang im Pflichtenbuch der Sanitätsräte eingebunden[37].

Überblickt man die rund 100 Jahre staatlicher Pestbekämpfung in Bern, so ist die Politisierung des Seuchengeschehens augenfällig. War die Pest 1628 noch beinahe eine Privatsache und erst auf ihrem Höhepunkt Angelegenheit seuchenpolizeilicher Maßnahmen, sehen wir 1667/70 beginnende Bemühungen um verkehrspolitische Entscheide und innereidgenössische Koordination solcher Politik. 1720 indessen trat Bern, auch als derjenige Staat der Eidgenossenschaft, dessen Politik traditionsgemäß auf Frankreich orientiert war, sogleich nicht nur mit einem Abwehrkonzept an den eigenen Grenzen gegen Frankreich hervor, sondern war auch der Koordinator der eidgenössischen Seuchenabwehr.

Dies markiert den eigentlichen Beginn einer bernisch/eidgenössischen Gesundheitspolitik. Der gesellschaftlichen Organisation der Pestbekämpfung war in Bern und in der Eidgenossenschaft sowie in Frankreich und Italien im 18. Jahrhundert ein durchschlagender Erfolg beschieden. 1667/70 waren die letzten Pestjahre in der Schweiz, 1720/23 die letzten in Westeuropa. Hinfort rückte der Schwerpunkt des Pestgeschehens an die Grenze Österreichs gegen die Türkei, wo die berühmte Militärgrenze auch als Pestsperre, den sogenannten cordon sanitaire, ausgebaut wurde. Die Ahnung der Kontagiosität der Pest führte zu immer umfassenderen und besser koordinierten Absperrmaßnahmen, ja, die Gesundheit als Politikum trat dadurch recht eigentlich ins öffentliche Bewußtsein. Diese Tendenz fand, fortgeführt in den Internationalen Konferenzen zur Seuchenbekämpfung im 19. Jahrhundert, mit der 1948 erfolgten Gründung der Weltgesundheitsorganisation ihren derzeitigen Gipfelpunkt.

36 Johann Keller-Höhn, Die Pest in der Alten Eidgenossenschaft, ein Verhandlungsgegenstand der Tagsatzung, In: 154. Neujahrsblatt der Hülfsgesellschaft in Zürich, Zürich 1954.

37 StAB, Sanitätswesen 18. Jahrhundert, Nr. 194 B XI 12c Anhang.

Medizinische Implikationen der historischen Pestforschung am Beispiel des »Schwarzen Todes« von 1347/51

VON HANS-PETER BECHT

I.

Die *pestilencia maxima* oder *mortalitas magna* der Jahre 1347 bis 1351, für die seit dem 17. Jahrhundert die Bezeichnung *Schwarzer Tod* geläufig ist[1], beschäftigt seit den dreißiger Jahren des 19. Jahrhunderts bis zur Gegenwart die historische Forschung in ganz erheblichem Maße[2]. Zwar ist die Pest keineswegs die einzige Seuche, deren Letalität ohne chemotherapeutische Behandlung eine beträchtliche Höhe erreichte; der Schwarze Tod indes stach – nicht nur für die Zeitgenossen – schon allein durch seine gesamteuropäische Ausbreitung aus der Reihe der im übrigen recht zahlreichen Seuchen hervor, die im Mittelalter und in der frühen Neuzeit insbesondere die Städte Mitteleuropas heimsuchten[3].

Man wird zwar davon ausgehen dürfen, daß die Pest vor der Zeit des Schwarzen Todes nicht unbekannt war. Ihr Auftreten war aber – einen anderen Schluß lassen die Quellen nicht zu – lokal begrenzt und wahrscheinlich auch nicht allzu häufig. Die sogenannte »Pest des Justinian« des Jahres 542 war im 14. Jahrhundert aus der Erinnerung verschwunden, obwohl dieser Seuchenausbruch durchaus gravierende Konsequenzen hatte und bis zum Beginn des 8. Jahrhunderts immer wieder Seuchenzüge bewirkte[4].

Neben dieser durch die weiträumige Ausbreitung bedingten Sonderstellung unter den spätmittelalterlichen Seuchen haben insgesamt natürlich auch der fulminante Krank-

1 Vgl. zu den Benennungen der Pest Bernd Ingolf ZADDACH, Die Folgen des Schwarzen Todes (1347–51) für den Klerus Mitteleuropas. ForschSozialWirtschaftsgesch 17. 1971. S. 5, und Stephen D'IRSAY, Notes to the Origin of the Expession: »Atra Mors«. In: Isis VIII (1926), S. 328–332.

2 Als eine der ersten ernsthaften wissenschaftlichen Arbeiten befaßte sich die Monographie von J. F. C. HECKER, Der schwarze Tod im 14. Jahrhundert. 1832, mit der großen Pest von 1347/51.

3 Vgl. zur geographischen Herkunft der Pest neben den bekannten älteren Arbeiten John NORRIS, East or West? The Geographic Origin of the Black Death. In: Bulletin of the History of Medicine 51 (1977), S. 1–24, und den Kommentar hierzu von Michael W. DOLS, Geographical Origin of the Black Death. Comment. In: ebd. 52 (1978), S. 112/113, sowie die Erwiderung auf Dols' Kritik von John NORRIS, ebd., S. 114–120.

4 Vgl. hierzu Neithard BULST, Der schwarze Tod. Demographische, wirtschafts- und kulturgeschichtliche Aspekte der Pestkatastrophe von 1347–1352. Bilanz der neueren Forschung. In: Saeculum 30 (1979), S. 45–67, hier: S. 45 f., sowie Jean-Noël BIRABEN, Les Hommes et la Peste en France et dans les Pays Européens et Méditerranéens. 1: La Peste dans l'Histoire, Paris 1975. S. 25 ff.

heitsverlauf und die – im Verlauf des Seuchenzuges allerdings abnehmende – hohe Sterblichkeit unter den Pestkranken ihren Eindruck auf die Zeitgenossen nicht verfehlt, wovon die umfangreiche zeitgenössische Pestpublizistik und die ausführliche Berücksichtigung der Pest in den Chroniken der Zeit ein beredtes Zeugnis ablegen. Namentlich die Hilflosigkeit gegenüber der Krankheit, die Wirkungslosigkeit aller therapeutischen und vieler präventiver Maßnahmen mögen die Grundlage für die Interpretation der Pest als »Strafe Gottes« geschaffen haben[5], wenn auch gewissermaßen zur »Ehrenrettung« der Medizin des 14. Jahrhunderts zu betonen ist, daß sie im Rahmen ihrer Möglichkeiten, die ja keinesfalls an der Diagnostik und Therapeutik der Gegenwart zu messen sind, recht genau beobachtet hat und aus diesen Beobachtungen auch ihre Folgerungen zog. Daß die Mediziner des 14. Jahrhunderts nicht in der Lage waren, Mikroorganismen als Erreger der Pest auszumachen, versteht sich von selbst, obwohl beispielsweise die Miasmatheorie zeigt, daß die spätmittelalterliche Naturwissenschaft keineswegs nur das in ihre Überlegungen einbezog, was mit bloßem Auge erkennbar war. Zudem darf nicht übersehen werden, daß die Entdeckung des Pesterregers erst im letzten Jahrzehnt des 19. Jahrhunderts erfolgte. Die einzige Möglichkeit der spätmittelalterlichen Ärzte, auf den Verlauf des Seuchenzuges Einfluß zu nehmen, bestand somit eben darin, genau zu beobachten und aus den Beobachtungen Möglichkeiten zur Senkung des Ansteckungsrisikos zu erschließen. Daß aus solchen Beobachtungen teilweise durchaus richtige Schlüsse gezogen wurden, zeigen die Maßnahmen der Städte zur Eindämmung der Seuche, wie etwa die Verbrennung der Kleider der an der Pest Gestorbenen oder die Isolierung der Kranken. Auch die Tatsache, daß die meisten Abwehrmaßnahmen wie beispielsweise die Quarantäne im Verlauf des Schwarzen Todes, des ersten spätmittelalterlichen Pestzuges, noch keine allzu hohe Wirksamkeit erlangen konnten, darf nicht uneingeschränkt als Unterlassungssünde der spätmittelalterlichen Medizin gewertet werden. Es bedarf naturgemäß ausführlicher Beobachtungen anhand des Verlaufs eines Seuchenzuges, um ohne moderne Hilfsmittel Zusammenhänge zu erkennen, sie richtig zu interpretieren und daraus wiederum wirksame Abwehrmaßnahmen abzuleiten – Abwehrmaßnahmen überdies, die in Anbetracht der trotz aller Bemühungen höchst unzureichenden städtischen Hygieneverhältnisse der Zeit nur einen sehr begrenzten Einfluß auf den Verlauf der Seuche haben konnten und die sicherlich auch bei den zuständigen städtischen Gremien nicht immer auf uneingeschränkte Gegenliebe stießen, da sie nicht nur die Pestausbreitung reduzierten, sondern natürlich auch das öffentliche Leben nachhaltig behinderten[6].

5 Vgl. über die Auffassung von der Pest als »Strafe Gottes« und ihre Herleitung Sabine Krüger, Krise der Zeit als Ursache der Pest? Der Traktat De mortalitate in Alamannia des Konrad von Megenberg. In: Festschrift für Hermann Heimpel zum 70. Geburtstag. Hg. v. d. Mitarbeitern des Max-Planck-Instituts für Geschichte. 2. 1972 S. 839–883 (Text des Traktats: S. 863–883), besonders S. 843ff.

6 Eine umfassende Gesamtdarstellung der städtischen Hygiene des Spätmittelalters fehlt bislang. Eine allerdings recht allgemein gehaltene Übersicht bietet A. G. Varron, Hygiene in der mittelalterlichen Stadt. In: Ciba-Zeitschr. 7 (1955), H. 74, S. 2442–2450, sowie Ders., Zur individuellen Hygiene im Mittelalter. In: ebd., S. 2452–2460. Einen wertvollen Überblick mit zahlreichen Quellenbelegen und Einzelbeispielen neuerdings bei Ulf Dirlmeier, Die kommunal-

Von den genannten Unzulänglichkeiten im Bereich der Stadthygiene waren im übrigen keineswegs ausschließlich die unteren Bevölkerungsschichten betroffen, wenngleich deren schlechtere Wohnverhältnisse und die im allgemeinen wohl nicht allzu gesunde Ernährungsweise das Ansteckungsrisiko in der Regel erhöhten und die individuelle Widerstandskraft schwächten[7].

Alle diese Faktoren und ihre Wirksamkeit in der einen oder anderen Richtung sind naturgemäß relativ schwer exakt zu bestimmen. Je weiter die Forschung in die Materie eindrang und – vor allem mit Hilfe lokaler und regionaler Studien – zunehmend auch konkrete Details berücksichtigen konnte, um so häufiger erwiesen sich Generalisierungen und grundsätzliche Thesen als nicht mehr haltbar oder zumindest als nicht mehr allgemeingültig[8].

Dies liegt einerseits natürlich in der Quellenlage begründet, denn gerade über die Frage der Bevölkerungsverluste, die den Ausgangspunkt jeder Untersuchung der Pestfolgen bilden muß, liegt zwar eine erkleckliche Anzahl von Quellen vor, von denen jedoch nur ein geringer Teil als zuverlässig und für die allgemeine Berechnung von Bevölkerungsverlusten geeignet erscheint[9]. Doch selbst bei reicherer und zuverlässigerer Überlieferung wäre es mehr als zweifelhaft, ob sich konkrete und für einen größeren geographischen Raum gültige Angaben über die Peststerblichkeit herleiten ließen, da insbesondere die regionalen Unterschiede doch ganz erheblich sein konnten[10]. Die Gründe dafür sind einerseits natürlich in rein äußerlichen Faktoren wie Bevölkerungs-

politischen Zuständigkeiten und Leistungen süddeutscher Städte im Spätmittelalter (vor allem auf dem Gebiet der Ver- und Entsorgung). In: Jürgen SYDOW (Hg.), Städtische Versorgung und Entsorgung im Wandel der Geschichte (Lebensmittel, Wasser, Holz, Energie, Entsorgung). Stadt in der Gesch. VeröffentlSüdwestdtArbeitskreisesStadtgeschichtsforsch. 8. 1981. S. 113–150.

7 Vgl. dazu Jean-Noël BIRABEN, Les Pauvres et la Peste. In: Michel MOLLAT (ed.), Études sur l'Histoire de la Pauvreté. 2. Paris 1974, S. 505–518.

8 So wies beispielsweise Wilhelm SCHÖNFELDER, Die wirtschaftliche Entwicklung Kölns von 1370 bis 1513. Dargestellt mit linearen Trendfunktionen samt Analyse ihrer Bestimmungsfaktoren. Neue Wirtschaftsgesch. 1. 1970. S. 74–76, für Köln nach, daß die zu Seuchenzeiten durch Vererbung entstandenen großen Vermögen nicht nur keine verstärkte Konsumtendenz hervorriefen, sondern daß sich sogar an der zunehmenden Anlage- und Spartätigkeit Seuchenjahre geradezu ablesen lassen. Vgl. hierzu auch Ulf DIRLMEIER, Untersuchungen zu den Einkommensverhältnissen und Lebenshaltungskosten in oberdeutschen Städten des Spätmittelalters, Mitte 14. bis 16. Jahrhundert. AbhandlHeidelbergerAkadWiss., phil.-hist. Kl., 1978, Abh. 1. 1978. S. 17 und S. 517.

9 Es ist kaum mehr möglich, auch nur eine repräsentative Auswahl der die demographischen Auswirkungen der Pest betreffenden Arbeiten zusammenzustellen, ohne über den Rahmen eines Aufsatzes erheblich hinauszugehen. Aus diesem Grunde sei hier nur auf zwei neuere Arbeiten verwiesen, die vor allem von der Quellenbasis her besondere Aufmerksamkeit verdienen. Auf der Grundlage von englischen Testamenten und letztwilligen Verfügungen des 15. Jahrhunderts versucht Robert Steven GOTTFRIED, Epidemic Disease in Fifteenth-Century England: The Medical Response and the Demographic Consequences, Phil. Diss., Michigan 1975. New Brunswick, N. J. 1978, unter Zuhilfenahme des Computers genauere Aufschlüsse zu gewinnen. Die Sterblichkeit des pfründenbesitzenden Klerus und eine – methodisch allerdings nicht unproblematische – »replacement rate« ermittelt John HATCHER, Plague, Population and the English Economy 1348–1530, London, Basingstoke 1977. Im übrigen finden sich bei BULST, wie Anm. 4, besonders auf S. 49ff. zahlreiche Hinweise auf neuere Arbeiten.

10 Vgl. hierzu die aufschlußreichen Angaben bei BIRABEN, wie Anm. 4, 1, S. 156ff.

dichte, Wohnverhältnissen, städtischer Hygiene, Ernährungsweise und örtlichem Klima zu suchen; andererseits aber ist dafür auch die Beschaffenheit der Pest selbst verantwortlich, der in diesem Zusammenhang bisher nur verhältnismäßig wenig Aufmerksamkeit gewidmet wurde. Deshalb soll in der Folge versucht werden, einige medizinische Implikationen der historischen Pestforschung – vorwiegend bezogen auf die Bevölkerungsverluste der Städte – darzulegen, da die damit in Verbindung stehenden Fragen und Probleme zwar schon vielfach erörtert, nur recht selten jedoch vor dem Hintergrund der einschlägigen medizinischen Erkenntnisse untersucht wurden[11]. Es steht dabei außerhalb jedes Zweifels, daß eine solche Betrachtungsweise für sich allein keinesfalls in der Lage ist, namentlich für den demographischen Bereich exakte Angaben über Bevölkerungsverluste unter bestimmten äußeren Bedingungen zu liefern. Es wird aber in der Folge zu zeigen sein, daß eine ganze Reihe medizinischer Faktoren bislang noch keine allgemeine Berücksichtigung gefunden hat – Faktoren, die durchaus in der Lage sind, Erklärungen oder Erklärungsansätze für bestimmte Fragestellungen zu liefern oder zumindest zu einer genaueren Kenntnis des Ablaufs historischer Pestzüge beitragen.

II.

Wenden wir uns zunächst dem reinen Krankheitscharakter der Pest zu[12].

Die Pest ist primär eine bei verschiedenen Nagetierarten verbreitete Zoonose, von der im Jahre 1970 noch Herde in 26 Ländern bekannt waren[13]. Pesterkrankungen bei Menschen wurden 1974 in 2737 Fällen (davon 164 Tote) registriert, 1975 wurden aus elf Ländern 1478 Fälle, davon 88 mit tödlichem Ausgang bekannt[14]. Auch Pestepidemien

11 Eine ausführlichere Berücksichtigung des medizinischen Aspektes findet sich beispielsweise bei BIRABEN, wie Anm. 4, 1, S. 7ff. Auch bei J. F. D. SHREWSBURY, A History of Bubonic Plague in the British Isles, Cambridge 1970, einem Vertreter der sogenannten »Rattenschule«, finden medizinische Aspekte auf S. 1–16 Berücksichtigung. Eine allerdings sehr knappe Darstellung medizinischer Fragen liefert J. M. W. BEAN, Plague, Population and Economic Decline in England in the Later Middle Ages. In: Economic History Review 15 (1962/63), S. 423–437, hier S. 424–427. Auch bei Stuart JENKS, The Black Death and Würzburg: Michael de Leone's Reaction in Context, Phil. Diss. (Masch.), Yale University 1976, wird ein medizinischer Überblick gegeben (S. 14ff.), der sich allerdings überwiegend auf Arbeiten aus der ersten Hälfte der 50er Jahre stützt.

12 Vgl. zu den grundlegenden medizinischen Problemen der Pest u. a. Innere Medizin. Ein Lehrbuch für Studierende der Medizin und Ärzte. Begründet von Ludwig HEILMEYER, hg. Hans Adolf KÜHN. 1: Allgemeine Grundlagen und Grundregeln der Heilkunde, Infektionskrankheiten, Rheumatische Erkrankungen, Cancerologie, Blut, Herz und Kreislauf, Atmungsorgane. [3]1971. S. 109; W. KNAPP, Die Pest (Pasteurella Pestis, Syn. Yersinia Pestis). In: A. GRUMBACH, W. KIKUTH, Die Infektionskrankheiten des Menschen und ihre Erreger. Hg. Arthur GRUMBACH, Otto BONIN. 2. [2]1969, S. 995–1005 (mit zahlreichen Hinweisen auf die ältere Literatur; zit. KNAPP, Pest); R. POLLITZER, Karl F. MEYER, The Ecology of Plague. In: Jacques M. MAY (ed.), Studies in Disease Ecology, New York 1961, S. 433–501; W. KNAPP, Über die Pest und ihren Erreger. In: Münchner Medizinische Wochenschrift 111 (1969), S. 2633–2640 (zit. KNAPP, Über die Pest); R. POLITZER, Plague. World Health Organization: Monograph Series No. 22. Genf 1954; speziell zur Lungenpest: Karl F. MEYER, Pneumonic Plague. In: Bacteriological Reviews 25 (1961), S. 249–261.

13 Vgl. B. VELIMIROVIC, Die Pest. In: Die gelben Hefte 17 (1977), H. 4, S. 145–152, hier S. 145f.

14 Vgl. ebd.

treten in der Gegenwart durchaus noch auf, vor allem in den Ländern der Dritten Welt; die Auswirkungen eines Seuchenausbruches sind allerdings weit weniger katastrophal als bei den spätmittelalterlichen und frühneuzeitlichen Pestzügen, da die Krankheit im Frühstadium durch Sulfonamide, Chloramphenicol, Streptomycin oder Tetramycin kontrollierbar geworden ist. Dennoch zeigte sich nach 1964 in Vietnam, daß aus einer ständigen Endemie jederzeit eine Epidemie entstehen kann. Dies sei nur erwähnt, um zu betonen, daß die Seuche »Pest« nicht nur eine historische Dimension hat.

Die Krankheit wird bei Nagetieren und Menschen durch *Pasteurella* bzw. *Yersinia Pestis* ausgelöst. Der Erreger wurde erstmals im Jahre 1894 von Yersin isoliert, drei Jahre später wurden Ratten und Flöhe als Erregerreservoir ermittelt, und es gelang die Entwicklung eines ersten Impfstoffes[15]. Zu unterscheiden sind drei Erregertypen, die indessen als Krankheitserreger praktisch identisch sind und deren unterschiedlicher Charakter lediglich durch das Vorhandensein bzw. Fehlen bestimmter Enzyme bestimmt wird[16].

Der Pesterreger zeigt sich unter dem Mikroskop als pleomorphes Bakterium, das in kugeliger, ovaler oder in Stäbchenform vorkommen kann. Seine Länge beträgt zwischen 1.0 und 2.0µ. Die Breite liegt zwischen 0.5 und 0.8µ[17]. Es sind drei biochemische Varianten zu unterscheiden: *pasteurella pestis var. orientalis, pasteurella pestis var. antiqua* und *pasteurella pestis var. mediaevalis.* Diese drei Varianten unterscheiden sich in ihrer Fähigkeit, Glyzerin zu spalten, nicht jedoch in ihren Eigenschaften bezüglich der Krankheitsinfektion[18].

Die Übertragung der Krankheit auf den Menschen erfolgt in der Regel als Konsequenz eines größeren Sterbens unter Nagetieren, wobei durch ihren engeren Kontakt zu menschlichen Siedlungen vor allem die Ratten von Bedeutung sind. Daneben können aber zahlreiche andere Nagetierarten (Mäuse, Eichhörnchen) von einer Zoonose betroffen sein; außerdem ist anzunehmen, daß auch Haustiere wie Katzen und Hunde sowie Nutztiere infizierbar sind, auch eine Übertragung durch Vögel ist möglich[19].

15 Vgl. Knapp, Pest, wie Anm. 12, S. 995. Bis in die Gegenwart hinein wird außerdem, wie etwa bei Knapp, ebd., der Japaner Kitasato als nahezu gleichzeitiger, aber unabhängig von Yersin arbeitender Entdecker des Pesterregers genannt. Kitasato selbst hat indessen im Jahre 1925 bei einem medizinischen Kongreß eingeräumt, daß er sich bei seiner vermeintlichen Entdeckung getäuscht habe. Vgl. dazu G. Rath, Die Entdeckung des Pesterregers und die moderne Pestforschung. In: Ciba-Zeitschrift 7 (1955), H. 73, S. 2428–2432, hier: S. 2429, sowie Biraben, wie Anm. 4, 1, S. 7, Anm. 1.

16 Vgl. Biraben, wie Anm. 4, 1, S. 8.

17 Vgl. Knapp, Pest, wie Anm. 12, S. 997.

18 S. R. Devignat, Variétés de l'Espèce Pasteurella Pestis. Nouvelle Hypothèse. In: Bulletin of the World Health Organization 4 (1951), S. 247–263 und Ders., Répartition Géographique des trois Variétés de Pasteurella Pestis. In: Schweizer. Zeitschrift f. Allg. Pathologie und Bakteriologie 16 (1953), S. 509–514, besonders S. 514.

19 Vgl. Knapp, Pest, wie Anm. 12, S. 1000 und Pollitzer, Meyer, wie Anm. 12, S. 457f. Zur Infizierbarkeit von Hunden und Katzen James H. Rust Jr., Dan C. Cavanaugh, Roy O'Shita, John D. Marshall Jr., The Role of Domestic Animals in the Epidemiology of Plague. I: Experimental infection of Dogs and Cats. In: Journal of Infectious Diseases 124 (1971), S. 522–526; James H. Rust Jr., Bryan E. Miller, M.Bahmanyar, John D. Marshall Jr., Sithibun Purnaveja, Dan C. Cavanaugh, U Saw Tin Hla, The Role of Domestic Animals in the

Es ist davon auszugehen, daß einem Rattensterben nach cirka zwei bis vier Wochen die Infektion anderer Lebewesen und des Menschen folgt. Dies vor allem, da der Zeitraum zwischen der Infektion der Flöhe und dem Moment, da diese für ihre Umgebung selbst infektiös werden, in der Regel etwa drei Wochen beträgt[20]. Die Lebensdauer des infizierten Flohs reduziert sich allerdings auf 15 bis 44 Tage (bei nichtinfizierten Flöhen bis zu 200 Tage), so daß für die massenhafte Ausbreitung der Seuche im 14. Jahrhundert wohl kaum allein der indische Ratten- oder Pestfloh *(Xenopsylla cheopis)* in Frage kommt[21]. Vor allem die hygienischen Verhältnisse der mittelalterlichen Städte, wobei insbesondere der Sektor der Entsorgung hervorzuheben ist, lassen vermuten, daß die Verbreitung der Seuche während der Pandemie von 1347/51 nicht unwesentlich von anderen Faktoren beeinflußt wurde, etwa durch Kontakte verseuchter Ratten mit Lebensmitteln, über Kadaver an der Pest verendeter Tiere oder aber – die Möglichkeit der Infektion vorausgesetzt – durch Berührung von Haustieren.

Bei der Ansteckung durch den Floh, die häufig über die unteren Extremitäten erfolgt, werden bei jedem Flohbiß zwischen 25000 und 100000 Erreger übertragen und in die Blutbahn gebracht. Diese Übertragungsweise führt primär zur Verlaufsform der Beulen- oder Bubonenpest. Nach einer Inkubationszeit von zwei bis fünf Tagen treten Fieber, toxische Erscheinungen, Erbrechen, Milzvergrößerung und Kreislaufkollaps als Symptome auf. Ebenfalls nach wenigen Tagen macht sich ein Anschwellen der Lymphknoten bemerkbar, es kommt zur Ausbildung von Bubonen. In dieser Phase der Krankheit entscheidet sich bei der Bubonenpest die Prognose: wird die Barriere der Lymphknoten überwunden, so muß mit einem tödlichen Ausgang der Krankheit gerechnet werden. Die Beulenpest kann dann in eine der ohne Chemotherapeutik praktisch immer tödlichen Verlaufsformen (Lungenpest oder Pestsepsis) übergehen. Häufig tritt noch eine sekundäre Hautpest hinzu, deren Symptome (Hautausschlag, Pusteln und Karbunkel, oft mit Haut und Schleimhautblutungen verbunden) der Pest die Bezeichnung »Schwarzer Tod«

Epidemiology of Plague. II: Antibody to Yersinia Pestis in Sera of Dogs and Cats. In: ebd., S. 527–531; John D. MARSHALL Jr., Daniel N. HARRISON, John A. MURR, Dan C. CAVANAUGH, The Role of Domestic Animals in the Epidemiology of Plaque. III: Experimental Infection of Swine. In: ebd. 125 (1972), S. 556–559. Die letztgenannte Arbeit konnte wahrscheinlich machen, daß Schweine als Überträger der Krankheit nur eine untergeordnete Rolle spielen. Aus der Praxis bestätigt wurde die Annahme von einer Infektion über Katzen und Hunde durch die Arbeit von C. Fordham VON REYN, Neil S. WEBER, Bruce TEMPEST, Allan M. BARNES, Jack D. POLAND, John M. BOYCE, Victor ZALMA, Epidemiologic and Clinical Features of an Outbreak of Bubonic Plague in New Mexico. In: ebd. 136 (1977), S. 489–494.

20 Dies wurde experimentell bei 18° C im Brutkasten ermittelt. Es zeigte sich, daß die Flöhe frühestens nach 15 Tagen, zum größten Teil aber erst nach 21 Tagen und mehr infektiös wurden. Vgl. KNAPP, Pest, wie Anm. 12, S. 1001 f. Dieser zeitliche Abstand könnte unter Umständen dafür verantwortlich sein, daß in den Chroniken und Traktaten aus der Zeit des schwarzen Todes in der Regel keine Verbindung zwischen dem Rattensterben und dem Pestausbruch hergestellt wurde und somit das Rattensterben unerwähnt blieb. Vgl. auch ZADDACH, wie Anm. 1, S. 9. Bei Seuchenausbrüchen der Gegenwart wurden dagegen häufiger Rattensterben beobachtet. Vgl. z. B. U THAUNG, KHIN MAY KYI, MAUNG MAUNG SEIN, DAW SAN MYINT, U SEIN WIN, ROMA HEIN, C. KHAI MING, An Outbreak of Plague in Hlegu, Burma in 1977. In: The Southeast Asian Journal of Tropical Medicine and Public Health 9 (1978), S. 390–397.

21 Vgl. KNAPP, Pest, wie Anm. 12, S. 1001.

eingebracht haben könnten. Wahrscheinlicher ist jedoch, daß diese Bezeichnung durch das Bild der toxischen Erscheinungen der Beulenpest geprägt wurde, die bei längerer Krankheitsdauer zum Absterben des Gewebes (Nekrose) führen, in dessen Anfangsstadium durch die verschlechterte Durchblutung nicht selten Extravasationen (Flüssigkeitsaustritt aus einem Körpergefäß ins Gewebe), subkutane Suffusionen (stärkerer Blutaustritt unter der Haut) und Ekchymosen (ausgedehnte, aber scharf abgegrenzte Blutungen) auftreten, die – ähnlich wie ein gewöhnlicher Bluterguß – eine Verfärbung der Haut bewirken[22]. Auch bei der später auftretenden Nekrose findet eine Schwarzfärbung statt, bei längerer Krankheitsdauer kann außerdem eine trockene Gangrän die dann lederartige Haut schwarz verfärben, dies alles natürlich nur dann, wenn die Krankheit sich über eine ausreichend lange Zeitspanne erstreckt. Man könnte versucht sein, aus diesem Sachverhalt zu folgern, daß – zumindest zur Zeit des Aufkommens der Bezeichnung »Schwarzer Tod« – der Lungenpestanteil an der Seuche insgesamt vergleichsweise gering war, da sonst kaum ein Symptom der Verlaufsform der Bubonenpest zur Namensgebung herangezogen worden wäre. Es wäre dies indes eine etwas problematische Herleitung, da erwiesenermaßen der Lungenpestanteil bei Seuchenzügen in aller Regel recht gering ist, gleichwohl aber durch die enorme Letalität dieser Verlaufsform ihr Einfluß auf die relative Peststerblichkeit ganz beträchtlich ist. Es ist somit ohne weiteres denkbar, daß zwar einerseits die Symptome der Bubonenpest die Namensgebung geprägt haben, andererseits aber ein unter Umständen sogar überdurchschnittlicher Lungenpestanteil auftrat.

Wird hingegen die Barriere der Lymphknoten nicht überwunden, so besteht für den Erkrankten durchaus die Aussicht auf Genesung. Ebenfalls nicht tödlich verläuft eine weitere harmlosere Verlaufsform der Pest, die sogenannte *pestis minor*, die höchstwahrscheinlich an den Epidemien des Spätmittelalters und der frühen Neuzeit einen erheblich höheren Anteil hatte, als man dies bisher annahm; neuere Forschungsergebnisse zu Pestausbrüchen allgemein lassen eine solche Annahme zumindest als sehr wahrscheinlich erscheinen[23].

Grundsätzlich ist die Bubonen- oder Beulenpest – solange sie nicht in eine andere Verlaufsform übergeht – nur in geringem Maße infektiös. Eine Übertragung von Mensch zu Mensch kann unter Umständen durch Eiter erfolgen, doch ist dieser Weg der Seuchenverbreitung kaum geeignet, eine Epidemie größeren Ausmaßes allein auszulösen.

Hochgradig infektiös dagegen ist die Lungenpest oder Pestpneumonie, die grundsätzlich durch den gleichen Erreger wie die Bubonenpest hervorgerufen wird; der Unterschied zwischen beiden Verlaufsformen liegt – bei jeweils primärer Erkrankung – lediglich in der Ansteckungsweise: während die Bubonen- oder Beulenpest vorwiegend durch Flohbisse, vor allem durch den indischen Ratten- oder Pestfloh, ebenso aber durch über 30 andere Floharten übertragen wird[24], kommt die Pestpneumonie durch Tröpf-

22 Vgl. Velimirovic, wie Anm. 13, S. 152.
23 Vgl. hierzu K. F. Meyer, Serological Tests for the Confirmation of Plague Infections: A Preliminary Communication. In: Bulletin of the World Health Organization 30 (1964), S. 750–751.
24 Vgl. Knapp, Pest, wie Anm. 12, S. 1001.

cheninfektion zustande, vor allem durch den bei der Lungenpest als Symptom auftretenden Husten mit blutigem Sputum, das eine große Anzahl von Erregern enthält. Die Pestpneumonie endet fast immer innerhalb von zwei bis fünf Tagen für den Erkrankten tödlich, die Inkubationszeit beträgt in der Regel mindestens einen und höchstens drei Tage.

Relativ selten sind die Verlaufsformen der Pestsepsis und der Hautpest als primäre Erkrankungen. Beide treten jedoch häufiger im Endstadium von Lungen- oder Bubonenpest auf. Die Pestsepsis, deren Symptome Schüttelfröste, Erbrechen und Kreislaufkollaps sind, führt ebenso wie die Lungenpest innerhalb weniger Tage zum Tode.

Neben diesen genannten Verlaufsformen existieren noch weitere Mischformen[25] sowie die für die Ausbreitung der Seuche mit ausschlaggebende sekundäre Lungenpest, die im Endstadium einer Bubonenpesterkrankung entstehen kann. Je nach Häufigkeit sekundärer Lungenpesterkrankungen ist die Seuche damit mehr oder weniger rasch in der Lage, sich durch Tröpfcheninfektion von Mensch zu Mensch als Pestpneumonie auszubreiten und damit die Sterblichkeit erheblich ansteigen zu lassen.

Die Prognose bei allen Verlaufsformen der Pest ist also insgesamt sehr ernst. Die gesamte Letalität allerdings bestimmt sich zu einem großen Teil aus der Häufigkeit der einzelnen Verlaufsformen, d. h. aus dem Anteil der Lungenpesterkrankungen, die eben in nahezu allen Fällen mit dem Tode enden. Dieser Lungenpestanteil aber ist für historische Seuchenzüge praktisch nicht zu rekonstruieren, da er überwiegend rein zufälligen Schwankungen unterliegt. Aus vereinzelten Quellenzitaten hergeleitete Aussagen über das Vorkommen oder Nichtvorkommen der Pestpneumonie bei den Seuchenzügen in bestimmten Orten oder Regionen erscheinen von daher leider als wenig stichhaltig[26]. Einzig die Tatsache, daß im Verlaufe eines Seuchenzuges die Virulenz der Erreger abnimmt und sich somit die Zahl der schweren beziehungsweise tödlichen Bubonenpestfälle mit sekundärer Pestpneumonie reduziert, dürfte durch einen Rückgang der Gefahr der Tröpfcheninfektion von Mensch zu Mensch den Lungenpestanteil verringert haben. Von einem Verschwinden der Lungenpest bei gleichzeitiger fortschreitender Ausbreitung der Beulenpest ist kaum auszugehen.

Es muß bei alledem allerdings betont werden, daß bezüglich der Pest und ihrer Erscheinungsformen auch heute noch zahlreiche Fragen offen sind. Die verglichen mit anderen Krankheiten geringe Zahl von Fällen und die grundsätzliche Kontrollierbarkeit der Pest durch Antibiotika haben allem Anschein nach das Interesse an einer weiteren Erforschung der Seuche merklich gedämpft[27]. So sind beispielsweise auch die Erkennt-

25 Vgl. Innere Medizin, wie Anm. 12, S. 109.

26 Solche Herleitungen, den Seuchenzug von 1347/51, aber auch die Pest des Justinian betreffend, finden sich unter anderem bei ZADDACH, wie Anm. 1, S. 6f. und bei BULST, wie Anm. 4, S. 46 und vor allem S. 49, wo mit Recht – unter Betonung der klimatischen Verhältnisse – auf die verringerte Virulenz der Seuchenerreger hingewiesen wird; daraus allein kann jedoch nicht geschlossen werden, daß die Seuche in den nördlicheren Gebieten »vorwiegend in der Form der Beulenpest auftrat«.

27 Weiterführende Pestforschung wird in der Gegenwart insbesondere von den mit der Seuchenbekämpfung beauftragten Institutionen der WHO betrieben. Vgl. dazu WHO Expert Committee on Plague. Fourth Report. World Health Organization Technical Report Series 447. Genf 1970.

nisse über die Letalität nur für die Lungenpest relativ genau; die Sterblichkeit beträgt hier fast 100 Prozent. Bei der Bubonenpest liegen die Angaben zwischen 30 und 80 Prozent, was jedoch ganz wesentlich auch durch externe Faktoren beeinflußt wird. Diese Abhängigkeit der Pest (wie auch der meisten anderen Infektionskrankheiten) von externen Faktoren erschwert natürlich die historische Pestforschung und ihre Versuche zur Ermittlung der Bevölkerungverluste ganz erheblich, da die Bestimmung solcher Faktoren für den Schwarzen Tod der Jahre 1347 bis 1351 und die nachfolgenden Pestepidemien nur in wenigen Einzelfällen möglich ist.

So zeigt etwa der Pesterreger pasteurella pestis nur eine sehr geringe Resistenz gegen Sonnenlicht und Desinfektionsmittel. Andererseits wurde nachgewiesen, daß sich die Erreger in Flohkot oder Sputum bei Zimmertemperatur mehrere Wochen, im Kühlschrank bis zu 25 Jahre und gefriergetrocknet mindestens fünf Jahre erhalten[28]. Neben dieser unmittelbaren Abhängigkeit des Erregers selbst von den klimatischen Bedingungen begünstigt beispielsweise insbesondere feuchtwarme Witterung die Ausbreitung der Krankheit durch verstärkte Vermehrung der Flöhe.

Es zeigt sich hier also, daß *die* Infektionsbedingungen der Pest kaum ohne weiteres zu fixieren sind und daß – selbst bei genauester Kenntnis der Einzelheiten – aus der Beschaffenheit der Seuche an sich ohne Berücksichtigung weiterer Faktoren kaum Schlüsse auf die Letalität und damit auf die absoluten oder relativen Bevölkerungsverluste möglich sind. Immer wieder wurde mit Recht auf die starken regionalen und örtlichen Unterschiede in der Sterblichkeit hingewiesen, die zwar teilweise, aber keineswegs ausschließlich auf die unzuverlässige Überlieferung zurückzuführen sind. Neben ganz individuellen Faktoren wie Ernährungsweise, Wohnverhältnissen oder körperlicher Widerstandsfähigkeit des Einzelnen wäre in diesem Zusammenhang insbesondere der städtischen Hygiene des Spätmittelalters in Zusammenhang mit dem Hygienebewußtsein der Zeit eine verstärkte Aufmerksamkeit zu schenken, da die diesbezüglichen Verhältnisse als ein Faktor zu betrachten sind, der den Gang der Seuche maßgeblich in die eine oder andere Richtung zu beeinflussen vermochte[29]. Man ist allzuleicht geneigt, unsere heutigen Erkenntnisse im Bereich der Hygiene auf die Vergangenheit zu übertragen; man übersieht dabei aber, daß diese Form der öffentlichen und individuellen Hygiene erst in der zweiten Hälfte des 19. Jahrhunderts medizinisch untermauert wurde und erst von da an zunehmend das öffentliche Hygienebewußtsein nachhaltig beeinflußte. Man kann also insgesamt zwar davon ausgehen, daß die hygienischen Verhältnisse der mittel-und westeuropäischen Städte des Spätmittelalters die Verbreitung der Pest gefördert haben. Es wird andererseits aber kaum anzunehmen sein, daß die Qualität der Stadthygiene – wenngleich gewiß überall unzureichend – nicht von Stadt zu Stadt sehr unterschiedlich sein konnte und damit für die Ausbreitung der Seuche recht

28 Vgl. KNAPP, Pest, wie Anm. 12, S. 997 und Dan C. CAVANAUGH, Special Effects of Temperature upon Transmission of the Plague Bacillus by the Oriental Rat Flea Xenopsylla Cheopis. In: American Journal of Tropical Medicine and Hygiene 20 (1971), S. 264–273.

29 Vgl. dazu neben der grundlegenden Arbeit von DIRLMEIER, wie Anm. 6, auch die zahlreichen Hinweise bei Wilhelm STEINHILBER, Das Gesundheitswesen im alten Heilbronn, 1281–1871. VeröffArch. Stadt Heilbronn 4. 1956, S. 25–59.

unterschiedliche Bedingungen bot. Vor allem die Entsorgungseinrichtungen und Entsorgungsverfahren dürften in Städten mit geringerer Bevölkerungsdichte weit weniger zur Verbreitung von Krankheiten beigetragen haben, als dies in den spätmittelalterlichen »Großstädten« mit ihren auf engem Raum zusammengedrängten Bevölkerungen der Fall war – allein schon durch die geringere Menge des zu beseitigenden Abfalls und der Abwässer[30]. Die Ansteckungsmöglichkeiten waren dort wohl kaum auf Flohbisse oder den Kontakt mit Lungenpestkranken beschränkt, obwohl die gewiß in größeren Städten auch in größerer Zahl auftretenden Ratten diese Ansteckungsmöglichkeiten verstärkten. Es sind neben diesen Infektionsmöglichkeiten ebenso Kontakte mit den Kadavern an der Pest verendeter Ratten oder mit infiziertem Rattenkot, Genuß von Lebensmitteln, die beispielsweise durch Rattenfraß Erreger enthielten, oder die Übertragung durch Haus- und Nutztiere in die Überlegungen einzubeziehen[31]. Die Möglichkeit des Kontaktes mit Kadavern an der Pest verendeter Tiere muß dabei nicht notwendig auf die unmittelbare Berührung solcher Kadaver beschränkt gewesen sein; die bevorzugte Nähe der Ratten zu Wasserläufen läßt es denkbar erscheinen, daß beispielsweise Rattenkadaver das Trinkwasser infizierten, wenngleich sich ein solcher Infektionsweg natürlich nicht im Einzelfall nachweisen läßt; ebenso scheint die Tierkörperbeseitigung in den spätmittelalterlichen und frühneuzeitlichen Städten in der Regel darin bestanden zu haben, die Tierkadaver einfach in das nächstgelegene Gewässer, nicht nur in fließende, zu werfen, sofern die Kadaver nicht überhaupt auf den Straßen oder in den Innenhöfen liegengelassen wurden. Zahlreiche Verbote beider genannter Methoden der »Abfallbeseitigung« lassen darauf schließen, daß Wasser- und Straßenverunreinigungen auf diese Weise gewiß nicht selten waren und aller Wahrscheinlichkeit nach gerade in Pestzeiten durch das vermehrte Eingehen von Haus- und Nutztieren das übliche Maß erheblich überstiegen, sofern – wie gesagt – die Tierkadaver überhaupt beseitigt wurden und nicht verwesend in den Straßen oder Höfen liegenblieben. Die von den meisten Städten vorgeschriebene Verbringung der Tierkadaver in Flüsse entspricht zwar auch ganz und gar nicht den Forderungen des modernen Umweltschutzes; sie dürfte aber – die Befolgung dieser Vorschriften vorausgesetzt – vom hygienischen Standpunkt wesentlich sinnvoller gewesen sein als das einfache Liegenlassen[32].

30 Die größere Verbreitung von Ratten und Flöhen in kleineren Gemeinden wird von Josiah C. Russell, Effects of Pestilence and Plague, 1315–1385. In: Comparative Studies in Society an History 8 (1965/66), S. 464–473, hier S. 469f., als Ursache für eine höhere Peststerblichkeit in kleineren Städten gewertet. In Anbetracht der verschiedenen möglichen Übertragungsweisen erscheint indessen die unterschiedliche Qualität der hygienischen Verhältnisse schwerwiegender.

31 Die Pesterkrankungen von Haus- und Nutztieren wird auch in zeitgenössischen Berichten erwähnt, so etwa im Tractatus de mortalitate in Alamannia (De epidemia magna) Konrads von Megenberg, wie Anm. 5, S. 866. Weitere Belege bei Krüger, wie Anm. 5, S. 839, Anm. 3 und S. 854, Anm. 77 bzw. 80. Daß verendete Haus- und Nutztiere ohne weiteres zu einer Gefahr für die öffentliche Gesundheit werden konnten, unterstreichen die zahlreichen diesbezüglichen Bestimmungen und Verordnungen. So wird etwa noch zu Beginn des 15. Jahrhunderts für die Stadt Pforzheim vorgeschrieben, daß verseuchtes Kleinvieh entweder ins Wasser, d.h. in den Fluß geworfen, oder dem Wasenmeister abgeliefert werden müsse. Vgl. dazu J. G. F. Pflüger, Geschichte der Stadt Pforzheim. 1862. S. 252. Weitere Hinweise zur Tierkörperbeseitigung bei Steinhilber, wie Anm. 29, S. 51ff.

32 S. dazu die zahlreichen Belege bei Dirlmeier, wie Anm. 6, S. 119f.

Es boten sich also resultierend aus den hygienischen Verhältnissen der Städte über die »üblichen« Infektionsmöglichkeiten hinaus zahlreiche weitere Ansteckungsquellen, wobei aber durch Kontakte mit solchen Erregerquellen kaum eine annähernd so große Zahl von Pesterregern übertragen wurde wie durch den Flohstich oder die direkte Ansteckung von einem Lungenpestkranken, wodurch wiederum der Krankheitsverlauf in vielen Fällen erheblich weniger fulminant war und wohl nur zu einem geringen Teil zu einem tödlichen Ausgang führte. Gerade eine solche Infektionsweise könnte eine harmlosere, d. h. nicht letal endende Erkrankung auslösen und auf diesem Wege eine kurzzeitige Immunisierung gegen den Pesterreger bewirken. Es ist zwar nach wie vor nicht bekannt, inwieweit eine Immunisierung auf diesem Wege stattfinden kann und wie wirksam sie ist; insbesondere die Frage, ob eine Immunisierung gegen die Verlaufsform der Lungenpest möglich ist, läßt sich noch immer nicht beantworten. Die Tatsache aber, daß durch Behandlung mit Impfstoffen, die aus lebenden und hochvirulenten Stämmen von *Yersinia pestis* bereitet werden, eine zwar nur kurzzeitig wirksame, aber immerhin recht nachhaltige Immunisierung erreicht werden kann, zeigt, daß von einer vorübergehenden Immunisierung nach überstandener Pesterkrankung durchaus ausgegangen werden kann, zumindest sofern die betreffende Person nicht mit Lungenpestkranken in Berührung kam[33]. Eine solche Immunisierung wird zwar vermutlich kaum länger als cirka drei Monate gewirkt haben. Der dadurch gegebene Schutz könnte aber gerade für die Zeit des Pestdurchzuges wirksam gewesen sein, wenngleich eine lebenslange Immunisierung höchst unwahrscheinlich ist. Jedenfalls erscheint eine Reduzierung der theoretischen Peststerblichkeit auf diesem Wege grundsätzlich möglich, obwohl sich ihr Ausmaß sicherlich nicht quantitativ bestimmen läßt.

III.

Die aus den einzelnen Quellen und deren quantitativer Auswertung hergeleiteten Aussagen über die Bevölkerungsverluste im Verlauf des Schwarzen Todes nennen Quoten, die im allgemeinen zwischen 10% und 40% liegen[34]. Daraus ergibt sich im Grunde genommen vom medizinischen Sektor her als grundlegende Frage, welche

33 Vgl. zum Stand der diesbezüglichen Erkenntnisse WHO Expert Committee on Plague. Fourth Report, wie Anm. 27, S. 14ff. und S. 21f. sowie die ergänzende Zusammenfassung bei VELIMIROVIC, wie Anm. 13, S. 149ff.

34 Insgesamt gesehen differieren die errechneten Quoten der Bevölkerungsverluste ganz erheblich und eine auch nur annähernd vollständige Wiedergabe der diesbezüglichen Diskussion ist aus diesem Grunde innerhalb des vorgegebenen Rahmens unmöglich. Etwa in der Mitte der vorgeschlagenen Quoten liegen die Angaben von Josiah C. RUSSELL, British Medieval Population. Albuquerque 1948, S. 146ff., der den gesamten Bevölkerungsverlust in England zwischen 1347 und 1377 auf 40% beziffert und etwa 20% des Bevölkerungsverlustes der Pest zuschreibt, beide Quoten unter Berücksichtigung des Ausgleichs durch Geburten. Vgl. auch DERS., Die Bevölkerung Europas 500–1500. in: Carlo M. CIPOLLA, Knut BORCHARDT (Hg.), Bevölkerungsgeschichte Europas. Mittelalter bis Neuzeit. 1971, S. 9–57, hier: S. 42. Obgleich in einzelnen Orten oder Regionen nicht selten weit höhere Verluste festgestellt werden konnten, dürfte die von Russell vorgeschlagene Quote von 20% bis 25% Bevölkerungsverlust für Gesamteuropa – allein schon angesichts der zugrundegelegten Materialbasis – keinesfalls zu niedrig liegen. Vgl. auch BULST, wie Anm. 4, S. 54.

Faktoren die Sterblichkeit beim Durchzug einer Seuche, deren Letalität insgesamt so viel höher liegt, in einem so starken Maße reduziert haben, ohne daß moderne chemotherapeutische Maßnahmen zur Eindämmung der Seuche verwendet wurden. Dabei fällt besonders ins Gewicht, daß die Verbreitung der Pest nicht nur unmittelbar über Ratten und Flöhe erfolgen kann, sondern daß sich daneben zahlreiche weitere Infektionsmöglichkeiten bieten, die gerade für spätmittelalterliche Städte und Haushalte eine besonders große Bedeutung haben konnten, wie beispielsweise die Ansteckungsmöglichkeit über Haustiere. Bedenkt man überdies die beachtliche Haltbarkeit des Pesterregers, die beispielsweise im Sputum oder auch im Flohkot gleich mehrere Wochen beträgt, so ist in jedem Falle für den Stadtbewohner des Spätmittelalters – ungeachtet aller eventuellen Präventivmaßnahmen – im Falle eines Seuchenausbruches ein ganz enormes Ansteckungsrisiko zu konstatieren, sofern sich die Stadtbewohner nicht durch die Flucht vor der herannahenden Seuche der Ansteckungsgefahr entzogen. Obwohl eine solche Flucht vor der Seuche keineswegs die Ausnahme ist, so vermag dieses Phänomen doch nicht allein zu erklären, weshalb eben nicht der nach den heutigen Erkenntnissen über die Peststerblichkeit zu erwartende Bevölkerungsverlust eintrat, sondern »nur« ein Fünftel bis ein Drittel der Bevölkerung der Seuche zum Opfer fiel.

Für die Ermittlung und Bestimmung derjenigen Faktoren, die in der Lage sein können, die Seuchensterblichkeit zu verringern, ergeben sich grundsätzlich die gleichen allgemeinen und vor allem auch demographischen Probleme wie für die Errechnung relativer oder absoluter Bevölkerungsverluste. Zu denken wäre in diesem Zusammenhang etwa an die in der Regel unbekannten Einwohnerzahlen der mittelalterlichen Städte[35], an die im Einzelfall kaum zu ermittelnden hygienischen Verhältnisse, die spezifischen Wohn- und Lebensbedingungen sowie die individuelle Abwehrfähigkeit, die sich nicht nur als Funktion der vorgenannten Faktoren darstellt, sondern ganz wesentlich von der Disposition der persönlichen Abwehrmechanismen bestimmt wird.

Man darf grundsätzlich natürlich nicht davon ausgehen, daß im Falle eines Pestausbruches bzw. -durchzuges stets die gesamte Population infiziert wurde. Mancherorts mag zwar in bestimmten dicht besiedelten und hygienisch ungünstigen Wohnbezirken nur ein geringer Teil der Bevölkerung von der Seuche verschont geblieben sein. Die Chance der Nichtansteckung war aber in anderen, »besseren« Bezirken ungleich höher, und gewiß war auch die Einwohnerschaft ländlicher Gebiete einer geringeren Ansteckungsgefahr ausgesetzt. Die Annahme allerdings, daß die durch die Pest hervorgerufenen Bevölkerungsverluste in ländlichen Gebieten weniger schwerwiegend waren als in den Städten – vertreten etwa von Wilhelm Abel und Friedrich Lütge –, blieb nicht

35 Vgl. dazu BULST, wie Anm. 4, S. 51. Zur Einwohnerzahl der mittelalterlichen Stadt grundlegend Hektor AMMANN, Wie groß war die mittelalterliche Stadt? In: Studium Generale 9 (1956), S. 503–506; auch in: Carl HAASE (Hg.), Die Stadt des Mittelalters. 1: Begriff, Entstehung und Ausbreitung. Wege d. Forsch. 243. [3]1978, S. 415–422, und neuerdings Franz IRSIGLER, Städtische Bevölkerung. In: Lexikon des Mittelalters. 2. Sp. 14–17. Vgl. zu der beträchtlichen Bandbreite der Schätzungen von Einwohnerzahlen u.a. Erich KEYSER, Die Bevölkerung der deutschen Städte. In: Städtewesen und Bürgertum als geschichtliche Kräfte. Gedächtnisschrift für Fritz Rörig. Hg. Ahasver VON BRANDT, Wilhelm KOPPE. 1953, S. 25–36, besonders S. 30ff.

unwidersprochen[36], und in der Tat kommt dieser Frage hinsichtlich der Peststerblichkeit insgesamt in Anbetracht des vermutlich über 90% liegenden Anteils der Landbewohner an der Gesamtbevölkerung zentrale Bedeutung zu[37]. Es besteht kein Zweifel, daß der Schwarze Tod von 1347/51 für die Landbevölkerung einen Aderlaß von außerordentlichem Ausmaß bedeutete, denn selbst eine angenommene Quote von 10% pestbedingter Sterblichkeit wäre immer noch das Doppelte der vielzitierten Bevölkerungsverluste von 5%, die der Zweite Weltkrieg in Westeuropa verursacht hat. Die doch nicht wenigen ländlich-agrarischen Siedlungsgebiete, die eine recht geringe Bevölkerungsdichte besaßen und abseits der großen und kleineren Verkehrswege lagen, über die sich der Schwarze Tod ausbreitete, lassen es plausibel erscheinen, daß gewiß zahlreiche ländliche Regionen wohl überwiegend kleineren Umfanges von einem Seuchenausbruch verschont blieben. Falls aber in einer solchen Region in einem bäuerlichen Anwesen die Seuche ausbrach, so mußte nicht zwangsläufig wie in den dichtbesiedelten Städten die massenhafte Ausbreitung der Pest die unabdingbare Folge sein. Es spricht für diese Annahme letztlich auch die Tatsache, daß viele Wohlhabende und Gebildete beim Herannahen der Pest die Städte verließen. Man braucht wohl kaum anzunehmen, daß diese Angehörigen der oberen Schichten völlig kopflos flüchteten; es ist eher wahrscheinlich, daß zwar gewiß nicht alle, aber ein größerer Teil dieser Flüchtlinge die Städte in der Annahme verließ, auf dem Lande wesentlich sicherer zu sein, und eine solche Annahme wird in vielen Fällen sicherlich nicht auf bloßer Vermutung, sondern eher auf konkreten Informationen beruht haben. Die vereinzelten Nachrichten über verheerende Pestzüge in bestimmten Dörfern oder auch in ganzen ländlichen Regionen brauchen demnach wohlgemerkt keineswegs unwahr oder übertrieben zu sein, wenn man bedenkt, daß die ländliche Bevölkerung wahrscheinlich weit seltener die wenigen zur Mitte des 14. Jahrhunderts bekannten Maßregeln zur Einschränkung des Ansteckungsrisikos befolgte und daß der Viehbestand und seine Nähe zu den menschlichen Behausungen – oft befanden sich die Stallungen und die bäuerlichen Wohnräume überhaupt unter einem Dach – die »klassische« Übertragungsweise durch den Floh begünstigte. Es ist von daher also ohne weiteres denkbar, daß der größte Teil oder sogar die Gesamtheit der Bewohner einer ländlichen Siedlung der Seuche zum Opfer fiel. Im Unterschied zu von Seuchenausbrüchen betroffenen Städten aber wird man davon ausgehen dürfen, daß die Weiterverbreitung der Pest von einer ländlichen Siedlung aus weit weniger rasch und mit erheblich geringerer Wirksamkeit vonstatten ging.

Daß auch die nach 1350 vorübergehend steigenden Getreidepreise kaum als Indiz für höhere Bevölkerungsverluste der ländlichen Gebiete gelten können, sondern eher auf

36 Vgl. Wilhelm Abel, Die Wüstungen des ausgehenden Mittelalters. ^{2}1955. S. 77 und Friedrich Lütge, Das 14./15. Jahrhundert in der Sozial- und Wirtschaftsgeschichte. In: JahrbNatÖk.Statistik 162 (1950), S. 161 213; auch in: Ders., Studien zur Sozial- und Wirtschaftsgeschichte. Gesammelte Abhandlungen. Forsch.Sozial- u. Wirtschaftsgesch. 5. 1963, S. 281–335, hier: S. 296, und neuerdings mit in dieser Frage gleicher Tendenz Irsigler, wie Anm. 35, Sp. 16. Belege für hohe Sterblichkeitsziffern in Landgebieten bei Abel, wie oben, S. 77f., Biraben, wie Anm. 4, 1, S. 225ff., besonders S. 227, und Zaddach, wie Anm. 1, S. 19ff.

37 Vgl. Josiah C. Russell, Ländliche Bevölkerung. In: Lexikon des Mittelalters. 2, Sp. 11–14, hier: Sp. 11.

veränderte Marktbedingungen und die Landflucht infolge der von zahlreichen Städten wesentlich erleichterten Bürgerannahme und den damit verbundenen sozialen Aufstiegschancen zurückzuführen sind, haben unter anderem die Arbeiten von Wilhelm Abel deutlich gemacht, wenngleich die Materialgrundlage der Getreidepreisberechnungen für die Mitte des 14. Jahrhunderts relativ problematisch ist[38].

Im Gegensatz dazu wurden die Städte – vor allem die mittleren und größeren – von der Seuche weit zahlreicher erfaßt, da die Ausbreitung der Pest vorwiegend entlang der Verkehrswege erfolgte und somit die Gefahr, mit der Seuche in Berührung zu kommen, für jede durch Handel und Verkehr in einen überlokalen Wirtschaftsraum eingebettete Stadt außerordentlich groß war. Die für die Folgejahrhunderte immer wieder überlieferten lokalen oder regionalen Pestausbrüche zeigen überdies, daß sich die Pest in zahlreichen Städten festsetzte und sich unter den Ratten oder anderen Nagetieren endemisch hielt, etwa durch das Überleben chronisch infizierter Nagetiere und Flöhe oder durch die Verseuchung der Nagetierhöhlen. Ein neuerlicher Ausbruch der Seuche konnte dann durch das Heranwachsen einer nicht immunen Rattengeneration oder ebenso durch Kontakte mit zuwandernden empfänglichen Tieren erfolgen. Es ist somit für einmal von der Pest befallene Gebiete bei entsprechenden Klimavoraussetzungen jederzeit ein Wiederausbrechen der Seuche grundsätzlich möglich[39]. Ein erneutes Ausbrechen der Pest in Städten ist natürlich auch auf dem umgekehrten Wege denkbar, indem die Hausratte, die ja weit stärker als die Wanderratte für die Infektion des Menschen in Betracht zu ziehen ist, sich durch Austausch von Flöhen mit pestverseuchten Wanderratten oder Mäusen infiziert. Außerdem ist eine Übertragung noch durch Exkremente befallener Tiere sowie durch Kannibalismus der Nager untereinander möglich, so daß nicht in jedem Falle der Übertragung der Pest auf den Menschen ein Rattensterben vorangehen muß, wenngleich solche Ansteckungswege kaum geeignet sind, ein massenhaftes Ausbrechen der Pest innerhalb eines kürzeren Zeitraumes zu bewirken[40]. Es kann dabei aber auch schon eine einzige menschliche Pesterkrankung, sofern sie nicht harmlos verläuft, durchaus zum Ausgangspunkt einer Epidemie werden, und sei es auf dem Wege, daß ein Pestarzt beim Aderlaß durch Kontakt mit dem infizierten Blut eines Pestkranken selbst angesteckt wird, wie dies ein anonymer Chronist schildert[41].

38 Vgl. dazu Wilhelm ABEL, Agrarkrisen und Agrarkonjunktur. Eine Geschichte der Land- und Ernährungswirtschaft Mitteleuropas seit dem hohen Mittelalter. ^{3}1978. S. 53ff., DERS., Wüstungen, wie Anm. 36, S. 31ff. und Ernst PITZ, Die Wirtschaftskrise des Spätmittelalters. In: VSWG 52 (1965), S. 347–367, besonders S. 359f.

39 Der Mechanismus, der zum Wiederausbrechen der Seuche unter Nagetieren führt, war über lange Zeit unbekannt. Erst neuerdings konnte ermittelt werden, daß der Erreger in den unterirdischen Bauten der Nager längere Zeit überdauern kann und in der Lage ist, Nagetiere, die mit den Erregern im Erdreich in Berührung kommen, zu infizieren; diese Übertragungsweise wird als »Erdpest« oder »peste endogée« bezeichnet. Vgl. H. H. MOLLARET, Neue Kenntnisse auf dem Gebiet der Pestepidemiologie. In: Medizinische Monatsschrift 23 (1969), S. 338–344, hier: S. 343f.

40 Vgl. KNAPP, Pest, wie Anm. 12, S. 1001.

41 S. Anonymi Itali Historia A temporibus Friderici II. Augusti usque ad annum MCCCLIV. In: Rerum Italicarum Scriptores, ed. Ludovico A. MURATORI. 16. Mailand 1730, Sp. 255–288, hier: Sp. 286. Die Stelle lautet folgendermaßen: *Et hic testimonium ego perhibeo. Quidam minuit me*

Es ergibt sich also für die Stadtbevölkerung ein verglichen mit den Bewohnern ländlicher Gebiete wesentlich erhöhtes Ansteckungsrisiko, dessen Konsequenz natürlich eine erheblich höhere Peststerblichkeit unter den Stadtbewohnern sein muß. Die daraus resultierende Frage nach der relativen Höhe der pestbedingten Bevölkerungsverluste in den Städten ist – da ihre Beantwortung stets nur eine Schätzung sein kann – mit zahlreichen Problemen behaftet. Die wenigen zuverlässigen Angaben in zeitgenössischen Quellen können kaum verallgemeinert werden. Selbst die vom Rat der Stadt Bremen durchgeführte namentliche Erfassung der Pesttoten, die insgesamt 6966 Pestopfer ausweist, kann zu diesem Zweck nur begrenzt herangezogen werden, weniger auf Grund der Nichterfassung nicht identifizierter Personen vornehmlich aus der Unterschicht, sondern vor allem wegen der unbekannten Einwohnerzahl der Stadt[42]. Die diesbezüglichen Schätzungen liegen zwischen 10000 und 20000 Einwohnern, die geschätzten Gesamtverluste, also das namentlich nicht erfaßte »niedere Volk« eingeschlossen, belaufen sich auf 7500 bis 8000 Tote[43]. Daraus ergäben sich Pestverluste von 75%/80% als Maximum und von 37,5%/40% als Minimum. Ausgehend von einem Mittelwert zwischen 55% und 60% und einem zehnprozentigen Anteil der Stadtbewohner an der Gesamtbevölkerung ergäbe sich, wenn man die von Russell vorgeschlagenen 20% pestbedingter Bevölkerungsverluste zu akzeptieren gewillt ist, eine Peststerblichkeit unter der Landbevölkerung von ca. 16% bis 17%, wobei aber eine Sterblichkeit unter den Bewohnern der Städte mit 50% wahrscheinlich zu hoch gegriffen ist, die Quote für die Landbevölkerung dagegen eher geringfügig zu niedrig liegt, wobei beide Quoten wohl nur für die von der Pest wirklich betroffenen Gebiete, nicht jedoch für die Verluste der Gesamtbevölkerung gelten können.

Wenn also tatsächlich »nur« 20%, höchstwahrscheinlich aber erheblich weniger als 10% der Bevölkerung in den Jahren 1347/51 dem Schwarzen Tod zum Opfer fielen, so ist dafür der Grund überwiegend in der geringeren Verbreitung der Seuche in ländlichen Regionen zu suchen. Nicht erklärt ist damit allerdings, warum die Sterblichkeit in den Städten mit durchschnittlich wohl 35% bis 45% so deutlich unter der zu erwartenden Quote liegt. Es wird hierbei sicherlich die schon oben erwähnte Flucht vor der herannahenden Pest eine gewisse Rolle gespielt haben; die Zahl der Flüchtenden wird man aber kaum so hoch veranschlagen dürfen, daß sie allein die pestbedingte Sterblichkeit solchermaßen hätte reduzieren können. Die überaus zahlreichen Infektionsquellen,

sanguine, et sanguis exiens eius faciem tetigit, et in ea die infirmatur, et in alia moritur; et pro Dei gratia ego evasi. Obgleich diese Erzählung wohl nicht ein tatsächliches Ereignis wiedergibt, kann doch eine Übertragungsweise wie die geschilderte nicht ausgeschlossen werden. Vgl. auch BULST, wie Anm. 4, S. 54 und S. 58.

42 Vgl. Heinrich REINCKE, Bevölkerungsprobleme der Hansestädte. In: Hans. Geschichtsbl. 70 (1951), S. 1–33, besonders S. 9f. und DERS., Bevölkerungsverluste der Hansestädte durch den Schwarzen Tod 1349/50. In: ebd. 72 (1954), S. 88–90, hier: S 89. Dazu auch ZADDACH, wie Anm. 1, S. 18f. und BULST, wie Anm. 4, S. 51.

43 Die von der Bremer Chronik genannten 7000 Toten unter dem niederen Volk sind höchstwahrscheinlich übertrieben. Eine Schätzung der tatsächlichen Zahl steht aber wiederum vor dem Problem der unbekannten Gesamteinwohnerzahl. Die Schätzung von 7500 bis 8000 Pesttoten insgesamt dürfte indessen die unterste Grenze des anzunehmenden Zahlenverhältnisses markieren.

die in den spätmittelalterlichen Städten den Einzelnen mit Ansteckung bedrohten, und natürlich die Unkenntnis des Übertragungsmechanismus lassen erwarten, daß die Seuche wohl den größten Teil der städtischen Bevölkerung erfaßte, wobei eben nur eine weit geringere Zahl von Erkrankungen zum Tode führte, als man gemäß den neueren Erkenntnissen bezüglich der Pestprognose annehmen müßte.

In diesem Zusammenhang muß der Verlaufsform der pestis minor besondere Aufmerksamkeit gewidmet werden[44]. Ihr Anteil an der Gesamtzahl der Erkrankungen kann für Pestzüge des Spätmittelalters und der frühen Neuzeit zwar nur vage geschätzt werden; mit hoher Wahrscheinlichkeit aber hat diese harmlosere Verlaufsform der ansonsten so katastrophalen Seuche die Gesamtsterblichkeit nicht unwesentlich reduziert.

Eine ganz erkleckliche Reduzierung der Gesamtsterblichkeit dürfte daneben der Temperaturabhängigkeit der Pest zuzuschreiben sein. Die experimentell nachgewiesene Obergrenze von 27,5° C für die Ausbreitung der Seuche durch den Floh wird mit Sicherheit auch zur Zeit des Schwarzen Todes in vielen Fällen eine Eindämmung und ein Abklingen der Epidemie bewirkt haben[45]. Da diese Temperaturabhängigkeit die Weiterverbreitung der Pest möglicherweise auch verhindert hat, daß die Krankheit in bestimmte Orte oder Regionen überhaupt vordringen konnte, läßt sich annehmen, daß wohl doch eine größere Zahl von Gebieten vom Schwarzen Tod nicht erfaßt wurde, sofern der Pestdurchzug in der entsprechenden Landschaft im Hochsommer erfolgte.

IV.

Es zeigt sich also alles in allem für die Pest als Seuche der Gegenwart wie der Vergangenheit ein Bild, das zwar durch die Forschungsergebnisse der letzten Jahrzehnte wesentlich differenziert wurde; es bleibt aber dennoch festzuhalten, daß eine Vielzahl von Faktoren, die insbesondere zur Klärung zahlreicher die historischen Pestzüge betreffender Fragen beitragen könnten, noch nicht hinreichend erklärt ist. Gleichwohl aber bieten viele der neugewonnenen medizinischen Erkenntnisse interessante Hinweise für die weitere Erforschung historischer Pestausbrüche und natürlich vor allem des Schwarzen Todes. Von besonderer Bedeutung erscheint hier die erst in letzter Zeit in der Praxis belegte These der Krankheitsübertragung durch Haus- und Nutztiere. Die selbst bei größeren und großen Städten noch in erheblichem Umfang nachweisbare Tierhaltung innerhalb der Stadtmauern verweist dabei auf ein ganz beachtliches Infektionspotential, das sicherlich der Weiterverbreitung der Pest innerhalb der Städte sehr förderlich war, so wie im übrigen auch die insgesamt unzureichenden Verhältnisse im Bereich der öffentlichen Hygiene der spätmittelalterlichen Städte die Infektionsgefahr für den Einzelnen mit Sicherheit deutlich erhöht haben. Aus diesen und den anderen oben erwähnten möglichen Infektionsquellen muß im Grunde ganz zwangsläufig auf eine ziemlich weitreichende Verbreitung der Krankheit unter der Einwohnerschaft der Städte

44 Vgl. dazu oben Anm. 23 sowie KNAPP, Über die Pest, wie Anm. 12, S. 2637.
45 Vgl. CAVANAUGH, wie Anm. 28, S. 270f.

geschlossen werden, die wiederum ihrerseits eine erhöhte Sterblichkeit unter den Stadtbewohnern bedingt. Es ist auch kaum auszuschließen, daß in so mancher Stadt tatsächlich der weitaus größte Teil der Einwohnerschaft der Seuche zum Opfer fiel, obwohl in diesem Zusammenhang die Verlaufsform der *pestis minor* und die Flucht vor der herannahenden Seuche als einschränkende Faktoren gewertet werden müssen. Ebensowenig auszuschließen ist aber, daß eine größere Zahl von Städten als bisher angenommen von der Seuche überhaupt verschont blieb. Es kann zwar selbstverständlich aus dem Fehlen jeglicher Nachrichten über die Pest in einer bestimmten Stadt nicht geschlossen werden, daß die entsprechende Gemeinde von der Seuche eben nicht betroffen war[46]; man wird aber in Anbetracht der Temperaturabhängigkeit der Seuchenausbreitung annehmen dürfen, daß unter bestimmten Bedingungen der Seuchenzug in einem Landstrich oder einer Region zum Stillstand kommen konnte oder aber nur einen geringen Teil der Bevölkerung erfaßte und damit nur eine begrenzte Zahl von Todesfällen herbeiführte.

Die Gesamtquote der pestbedingten Bevölkerungsverluste in den Jahren von 1347 bis 1351 wird sich selbstverständlich auch bei weiterreichender medizinischer Erforschung der Krankheit stets nur auf der Basis von Schätzungen und vereinzelten Quellennachweisen ermitteln lassen, und gewiß werden sich regelmäßig auf der Grundlage neuer Kenntnisse gute Gründe für Zuschläge oder Abzüge hinsichtlich der Sterblichkeit ergeben. Man sollte dabei aber nicht übersehen, daß selbst eine Quote von 10%, die gerade die Hälfte dessen ausmacht, was in der gegenwärtigen Diskussion als ein mittlerer Wert genannt wird, noch immer eine ganz ungeheuere Zahl darstellt – eine Zahl, hinter der ein Geschehen steht, das für den Europäer des 14. Jahrhunderts gewiß noch ungeheuerlicher gewesen sein muß als für den heutigen rückblickenden Betrachter, der mit den Vernichtungswaffen des 20. Jahrhunderts und den täglichen Katastrophenmeldungen der Massenmedien konfrontiert ist.

Die Pest stellt heute zumindest für den europäischen Raum nicht mehr die allgegenwärtige und stets aufs neue wiederkehrende tödliche Gefahr dar, als die sie dem Europäer des späten Mittelalters und der frühen Neuzeit erscheinen mußte, ob nun ihr Rückgang und letztlich ihr Verschwinden auf die verbesserten hygienischen Bedingungen oder – wie neuerdings angenommen – auf die Verdrängung von *Yersinia Pestis* unter den Nagetieren durch *Yersinia Pseudotuberculosis* zurückzuführen ist[47]. Mit Recht wurde Friedrich Lütges Einschätzung »das ›Mittelalter‹ stirbt in der zweiten Hälfte des 14. Jahrhunderts« unter verschiedenen Aspekten kritisiert, dennoch aber wird man in jedem Fall die Jahre des Schwarzen Todes – gleichgültig, ob nun der Bevölkerungsverlust durch die Pest 10% oder 40% betragen hat – als außerordentlichen Einschnitt in die Entwicklung von Gesellschaft und Wirtschaft des Spätmittelalters ansehen müssen[48].

46 Vgl. ZADDACH, wie Anm. 1, S. 13.
47 Vgl. KNAPP, Über die Pest, wie Anm. 12, S. 2634.
48 LÜTGE, wie Anm. 36, S. 334f.

Fragen der städtischen Gesundheitspflege in den mittelalterlichen Städten Ungarns

VON ANDRÁS KUBINYI

Die ungarische medizingeschichtliche Literatur schätzt die städtische Gesundheitspflege im mittelalterlichen Königreich Ungarn sehr hoch ein. Es sollen in allen Städten mehrere Ärzte gelebt haben. Jede Stadt habe ihren eigenen Stadtphysicus gehabt und die Kranken seien in den städtischen Hospitälern mit Arzneien und Ärzten versorgt gewesen usw. [1]. Die Wahrheit ist aber leider ganz anders. In meiner Abhandlung werde ich die einzelnen in der Gesundheitspflege beschäftigten Berufe und Institutionen in der Hoffnung behandeln, so ein besseres Bild der Gesundheitspflege aufzeichnen zu können.

In Ungarn gab es bis zum Ende des Mittelalters sehr wenige Ärzte. Das kann man schon bei Betrachtung der Matrikeln der ausländischen Universitäten vermuten. Wir finden nur sehr wenige aus Ungarn stammende Studenten, die sich an einer medizinischen Fakultät inskribieren ließen[2]. Auch mit der Gründung heimischer Universitäten erhöhte sich die Zahl der Ärzte nicht. Keine der drei nacheinander gegründeten Universitäten hatte langes Leben[3]. Wegen der kurzen Dauer des Bestehens dieser Hochschulen konnten dort auch nicht allzu viele Mediziner ausgebildet werden. Unter den Professoren gab es zwar Mediziner – Simon Klostein von der Universität Altofen war Magister der Medizin[4] –, aber es ist ungewiß, ob sie medizinische Vorlesungen gehalten haben.

In der Hauptstadt gab es jedoch eine verhältnismäßig hohe Zahl von Ärzten[5]. Diese waren fast ausnahmslos Ausländer, meist Italiener und einige Deutsche. Diese hauptstädtischen Ärzte gehörten in der Mehrzahl zum königlichen Hof, waren Leibärzte des Königs und keine städtischen Ärzte. So finden wir am Hof des Königs Matthias Corvinus (1458–1490) unter anderen die Ärzte Francesco Fontana, Francischino Bersano, Baptista da Canano und den Protomedicus Giulio de Milio. Dem Arzt Angelo

1 György KORBULY, Egészségügyi állapotok (Gesundheitliche Zustände). In: Magyar Müvelődéstörténet. 2. o. J., S. 365–380.

2 András KUBINYI, The Social and Economic Standing of Persons concerned with Health Treatment in Buda at the Turn of the 15th and 16th Centuries. In: Orvostörténeti Közlemények 54 (1970), S. 84–85.

3 András KUBINYI, Städtische Bürger und Universitätsstudien in Ungarn am Ende des Mittelalters. In: Stadt und Universität im Mittelalter und in der früheren Neuzeit. Hgg. Erich MASCHKE und Jürgen SYDOW = Stadt in der Geschichte. Veröffentlichungen des Südwestdeutschen Arbeitskreises für Stadtgeschichtsforschung 3. 1977, S. 161.

4 Jenő ÁBEL, Egyetemeink a középkorban (Unsere Universitäten im Mittelalter). 1881, S. 23.

5 KUBINYI, wie Anm. 2, S. 83–88.

Aquilano gab der Herrscher 1474 die Abtei Zalavár[6]. Dasselbe Bild finden wir bei den anderen Königen und Königinnen. Die großen Feudalherren stellten ebenfalls Leibärzte an. Der Arzt des Erzbischofs Ippolito d'Este von Gran bekam jährlich eine Besoldung von 200 Gulden[7]. Der Leibarzt des Herzogs Johannes Corvinus (des unehelichen Sohnes des Königs Matthias) war Johannes Jacobus de Angellis, wahrscheinlich ebenfalls ein Italiener[8]. Italiener könnte Nicolaus de Monte, der Leibarzt des Propstes des Kollegiatstiftes Altofen Sigmund Losonczi, gewesen sein. Er erhielt von seinem Herren als Entgelt das Dorf Bezdéd im Komitat Szabolcs. Seither nannte er sich Bezdédi (»von Bezdéd«)[9]. Dr. Nikolaus Bezdédi kaufte sich später ein Haus in Kaschau[10], andere Leibärzte besaßen Hausbesitz in der Hauptstadt[11]. Wahrscheinlich betreuten diese Hof- und Leibärzte nicht nur den König oder ihre Herren. Die Frage ist nur, ob ihre Patienten Feudalherren oder auch Bürger waren. Giovanni Manardi, der zwischen 1513 und 1519 als königlicher Arzt in Ungarn weilte, erwähnt in seinen *Epistolae medicinales* mehrere seiner Patienten. Er gab ärztlichen Rat dem Bischof von Vác, Szalkai, dem Fugger-Verwandten und Magnaten Alexius Thurzó, dem Grafen Matthias Frangepán, ferner einem Domherren in Bács[12]. Seine Patienten gehörten also zu den Feudalherren. Die italienischen Hofärzte kommen also wahrscheinlich für die städtische Gesundheitspflege nicht in Frage.

Etwas anders scheint die Sache bei den Ärzten deutscher Abstammung gewesen sein. Sie beschäftigten sich nicht nur mit der Medizin, obzwar sie in der Mehrzahl auch Hofärzte gewesen sind. Dr. Johann Heydentrich aus Erfurt war der Leibarzt des königlichen Schatzmeistes und Banus von Slawonien, Johann Ernuszt. Anscheinend besaß er auch eine kirchliche Pfründe. Aus dem Testament seines Herren (1477) dürfen wir aber etwas ganz anderes folgern[13]: Heydentrich und der Ofener Apotheker Engelhart Wild scheinen die Handelsfaktore des Magnaten gewesen zu sein. Ernuszt, ein getaufter Jude, war nämlich früher Bürger der Hauptstadt. Als Kaufmann bekam er eine Stellung in der ungarischen Finanzverwaltung, wo er später als Schatzmeister die

6 Jolán Balogh, A müvészet Mátyás király udvarában (Die Kunst im Hof des Königs Matthias). 1. 1966, S. 653–654.

7 Erik Fügedi, Az esztergomi érsekség gazdálkodása a XV. század végén (Die Wirtschaft des Erzbistums Gran am Ende des 15. Jahrhunderts). In: Századok 94 (1960), S. 552.

8 Monumenta liberae regiae civitatis Zagrabiae. Hg. Joannes B. Tkalčić 11. 1905, S. 82–85. Ob der in derselben Zeit lebende königliche Hofarzt Joannes Jacobus mit ihm identisch wäre, ist ungewiß. József Fógel, II. Ulászló udvartartása (1490–1516) (Die Hofhaltung Wladislaws II.). 1913, S. 94.

9 A Tomaj-nemzetségbeli Losonczi Bánffy-család története. Oklevéltár (Die Geschichte der aus dem Geschlecht Tomaj stammenden Familie Bánffy von Losonc. Urkundenbuch). Hg., Béla Iványi 2. 1928. S. 392–393, 396–397.

10 Ung. Staatsarchiv. Collectio Antemohácsiana (im weiteren: Dl.) 105294.

11 Kubinyi, wie Anm. 2, S. 85–88.

12 Árpád Herczeg, Manardus János (1462–1536) magyar udvari főorvos élete és müvei (Das Leben und Werke des Hofarztes des ungarischen Hofes Giovanni Manardi). 1929. S. 39–43.

13 József Ernyey, Egy német gyógyszerész Budán Mátyás és II. Ulászló idejében. (Ein deutscher Apotheker in Ofen zur Zeit von König Matthias und Wladislaw). 1940. S. 1–3, 16, 18. – Das Testament Ernuszts: Zala vármegye története. Oklevéltár (Geschichte des Komitats Zala. Urkundenbuch). Hg. Imre Nagy, Dezső Véghely, Gyula Nagy 2. 1890. S. 605–610.

Finanzreformen des Königs Matthias Corvinus durchgeführt hat. Am Ende seines Lebens gehörte er schon zu den mächtigsten Magnaten Ungarns, und einer seiner Söhne wurde Bischof von Fünfkirchen[14]. Er hat aber seine Geschäfte anscheinend nicht aufgelassen, nur ließ er sie im Namen seines Leibarztes und des Apothekers Wild führen[15].

Bei den Ärzten deutscher Abstammung kann man also auch Handels- bzw. stadtpolitische Tätigkeit beobachten. Ein weiteres Beispiel: Eben erwähnte ich den Apotheker Wild. Er stammte aus Hersbruck und studierte die *Artes* in Wien[16]. Er heiratete die Tochter des Wiener Arztes und Politikers Dr. Johannes Kellner, genannt Kirchhaimer. Sein Schwiegervater mußte nach dem Tode Herzog Albrechts VI. nach Ofen flüchten, wo seine drei Töchter von angesehenen Ofener Bürgern geheiratet wurden: von Wild, vom Ratsherren Kronacher und von einem reichen Goldschmied[17]. Wir wissen nicht, ob Kirchhaimer sich in Ofen als Arzt betätigt hat oder nicht, aber seine Familienverbindungen zeigen, daß er zu der städtischen Oberschicht gerechnet wurde. Dasselbe kann man auch über Dr. Gregor Kuntstock sagen. Der gebürtige Wiener studierte in seiner Heimatstadt und wurde dort 1476 zum Doktor der Medizin promoviert[18]. Er ist seit 1482 als Hausbesitzer in Ofen nachweisbar. Die städtischen Urkunden geben ihm den *egregius*-Titel, den man sonst nur Mitgliedern des mittleren Adels und hohen Beamten vorbehalten hat. 1499 ist er als Ratsherr der Hauptstadt nachweisbar. Sein Sohn immatrikulierte sich 1496 als Adliger in Wien[19]. Man kann also vermuten, daß er ständiger Leibarzt eines vornehmen Herren war, und dieser verschaffte ihm den Adel. Kuntstock gehörte aber als Bürger und Ratsherr zu der städtischen Oberschicht Ofens. Ein anderes Beispiel: Der in Frankfurt an der Oder geborene und in Bologna promovierte Dr. Johann Weinmann war der Leibarzt des Markgrafen Georg von Brandenburg. Seine Haupttätigkeit lag aber in der Verwaltung der ausgedehnten ungarischen Besitzungen des Markgrafen. Dieser Arzt heiratete eine ungarische Bürgersfrau in Ofen, wurde selbst dort Bürger, und man wählte ihn sogar zum Vorsteher der Bruderschaft der dortigen deutschen Oberschicht[20].

14 András KUBINYI, A kincstári személyzet a XV. század második felében (Das Personal des Schatzamtes in der zweiten Hälfte des 15. Jahrhunderts). In: Tanulmányok Budapest múltjából 17 (1957) S. 30–31.

15 András KUBINYI, Budai és pesti polgárok családi összeköttetései a Jagelló-korban (Familienverbindungen Ofener und Pester Bürger in der Jagellonen-Epoche). In: Levéltári Közlemények 37 (1966) S. 251–252.

16 Siehe Anm. 15. Die Matrikel der Universität Wien 2. 1959. S. 59.

17 Richard PERGER, Neue Hypothesen zur Frühzeit des Malers Lukas Cranach des Älteren. In: Wiener Geschichtsblätter 21 (1966) S. 70–77. Vgl. noch oben, Anm. 15.

18 Acta facultatis medicinae universitatis Vindobonensis. Hg. Karl SCHRAUF 2. 1899. S. 165, 208–209, 215. 3. 1904. S. 1, 25, 306.

19 Dl. wie Anm. 10, 18669. Privatarchiv des Erzkapitels Gran Lad. 53. fasc. 3. nr. 20., Lad. 64. fasc. 1. nr. 20. Matrikel Wien, wie Anm. 16, 2/1. S. 249. A bécsi egyetem magyar nemzetének anyakönyve 1453-tól 1630-ig (Die Matrikel der ungarischen Nation an der Universität Wien). Hg. Károly SCHRAUF Magyarországi tanulók külföldön 4. (1902). S. 60.

20 Richard KLIER, Dr. med. Johann Weinmann, Rat und Gesandter des Markgrafen Georg von Brandenburg in Ungarn. In: Südost-Forschungen 29 (1970) S. 270–289. Siehe noch KUBINYI, wie Anm. 2, S. 87–88. – Ein wahrscheinlich ungarischer Arzt war jener *Michael Pannonius arcium et*

Diese deutschen Ärzte waren also ebenso wie ihre italienischen Kollegen Leibärzte eines Feudalherren, aber sie betätigten sich nicht nur als Ärzte. Sie waren zwar angesehene Leute, gehörten zur städtischen Oberschicht, aber wahrscheinlich nicht wegen oder nicht nur wegen ihrer ärztlichen Praxis. Ihre Haupteinnahmequelle stammte aber bestimmt nicht aus ihrer Tätigkeit als Arzt. Auch sind sehr wenige Angaben über Stadtärzte in Ungarn aus dem Mittelalter erhalten. In Ofen kann man keinen Stadtphysicus nachweisen. Das bedeutet natürlich nicht, daß dort keiner war; denn das Stadtarchiv ist in der Türkenzeit verloren gegangen. In Preßburg scheint es in der Mitte des 15. Jahrhunderts Stadtphysici gegeben zu haben.[21]. In Ödenburg gab es keinen[22], und in den siebenbürgischen Städten sind Angaben über Stadtphysici erst aus dem 16. Jahrhundert erhalten[23]. Es gibt auch sonst sehr selten Erwähnungen von Ärzten in den ungarischen Städten. Der Familienname Arzt kommt nicht sehr häufig vor, so in Preßburg[24] oder Ödenburg[25], aber nur bei einem oder zweien kann man vermuten, daß sie tatsächlich Arzt gewesen sind. So bei Thomas Arzt in Ödenburg im 15. Jahrhundert, den man mit dem Meistertitel erwähnte[26]. Er war ein ziemlich reicher Mann. Die Preßburger Doktoren der Medizin waren dagegen meist Chorherren des dortigen Kollegiatstiftes[27].

Auch Chirurgen gab es nicht viele, wenn wir von den Barbieren, Badern usw. absehen. In Ofen war ihre Zahl noch kleiner als die der Ärzte. Sie standen meist im Dienst des Königs, so der Italiener Silvestro Figgini, dem 1514 bescheinigt wurde, daß er als Bürger der Hauptstadt im ganzen Land Zollfreiheit genieße[28]. Er war also nicht nur Chirurg, sondern auch Kaufmann. Sein Schwiegersohn, ein Ofener Kaufmann Ragusaner Abstammung, gehörte zu den reichsten Handelsherren der ungarischen Hauptstadt[29].

Die Gesundheitspflege lag also in den mittelalterlichen ungarischen Städten nicht in den Händen gelernter Ärzte. Man war gegen die Ärzte mißtrauisch. Der italienische

medicine doctor, der 1522 der Sekretär der Erbgrafen der Zips, Johanns (des späteren Königs) und Georg Zápolyai gewesen war. Dl. wie Anm. 10, 84753. Zwei Jahre früher war er Arzt *(physicus)* in der Zips, 1527 lebte er in Wien. Matricula et acta Hungarorum in universitatibus Italiae studentium 1221–1864. Hg. Andreas Veress, 1941. S. 419.

21 Tivadar Ortvay, Pozsony város története (Die Geschichte der Stadt Preßburg). 2/4. S. 285.

22 In den von Házi herausgegebenen reichen mittelalterlichen Stadtarchiv (13 Bände) gibt es keine Angabe über Stadtphysici.

23 Carl Göllner, Siebenbürgische Städte im Mittelalter. 1971. S. 231.

24 Ortvay, wie Anm. 21, S. 285–286.

25 Jenő Házi, Sopron szabad királyi város története (Die Geschichte der freien königlichen Stadt Ödenburg). 2/4. 1936. S. 17–18, 140; 2/6. 1943. S. 96, 138. Es waren ziemlich arme Leute.

26 Házi, wie Anm. 25, 1/5. 1926. S. 300–301; 2/4. S. 162, 192, 208, 230, 244, 282, 295, 298, 311; 2/6. S. 195, 219. Eine Witwe *augercztin* (zum zweiten Male schon ohne Witwe zu nennen:) *Augenercztinn* kommt 1438, 1440 im Verzeichnis der Ödenburger Bürger vor. Házi, wie Anm. 25, 2/6. S. 116, 133. Ob sie eine Witwe nach einem Augenarzt war, oder sich selbst mit der Augenheilkunde beschäftigte, ist ungewiß.

27 Ortvay, wie Anm. 21, S. 285.

28 Kubinyi, wie Anm. 2, S. 88. Dl. wie Anm. 10, 22607.

29 András Kubinyi, Pesti Gábor családi összeköttetései (Die Familienverbindungen Gábor Pestis). In: Irodalomtörténeti Közlemények 72 (1968) 84–85.

Leibarzt König Ludwigs II. wurde z. B. als ein in der Tötung der Menschen bewanderter und lügnerischer Mann charakterisiert[30]. Die Kranken suchten in den Klöstern oder bei den Apothekern Heilung. Besonders die Mendikantenorden betätigten sich auch mit Ratschlägen an die Kranken. Aus der Bibliothek eines Klosters der Franziskaner-Observanten stammt z. B. ein Exemplar des enzyklopädischen Werkes des Bartholomaeus Anglicus *De proprietatibus rerum* mit ungarisch geschriebenen Glossen eines Franziskaners vom Ende des 15. Jahrhunderts. Bei verschiedenen Pflanzen, aber auch bei anderen Gegenständen erwähnte der Mönch, wie man das Objekt heilkundlich verwenden könne. So wurde das Buch ein praktisches Mittel bei der Behandlung der Kranken[31].

Die Apotheker handelten in Ungarn, ebenso wie in anderen Ländern, natürlich nicht nur mit Arzneien[32]. Man konnte von verschiedenen Spezereien bis zu Kerzen und Siegelwachs vieles in den Apotheken kaufen. Da Arzneien aber nur in den Apotheken verkauft wurden (und viele Arzneien haben die Apotheker selbst verfertigt), ist die Bedeutung dieser Kaufleute für die städtische Gesundheitspflege sehr wichtig[33]. Es gab anscheinend schon am Ende des Mittelalters in einigen Städten Stadtapotheken, so in Hermannstadt in Siebenbürgen[34], aber das war noch die Ausnahme. Sonst kann man sagen, daß die Zahl der Apotheker in einer Stadt mit der Bedeutung der Siedlung zusammenhing. Die Stadtbehörden gaben darauf acht, daß man Arzneien jeder Zeit kaufen konnte. Nach dem Ofener Stadtrecht (erste Hälfte des 15. Jahrhunderts) durften die Apotheker auch an den Feiertagen offen halten, aber nur nach der Vesper. Diese Beschränkung berührte nicht den Arzneihandel; denn das Stadtrecht enthält den folgenden Satz: *sunderr ausgenomen ertzney krangken leüten zu yres leibs notturft, dy mügen sy altzeit wol aus geben pey tag vnd pey nacht*[35]. Die Apotheker gehörten ausnahmslos zu den reichsten Bürgern der Städte. Viele wählte man in den Rat, dazu sind Angaben aus Ofen[36] und aus Preßburg erhalten[37]. In der Hauptstadt bekleidete am Beginn des 16. Jahrhunderts ein ungarischer Apotheker zweimal das Richteramt[38]. Der Stadtrat war im übrigen zu dieser Zeit in Ofen paritätisch von Deutschen und Ungarn besetzt, und das Oberhaupt der Stadt, den Richter, wählte man jährlich abwechselnd aus den beiden Volksgruppen[39].

30 KUBINYI, wie Anm. 2, S. 87. Sein Name war Jacobus Mota.
31 Sándor BÁLINT, A Szeged-Alsóvárosi ferencrendi kolostor hajdani gyógyitó tevékenysége és orvosi szakkönyvei (Die frühere Heilpraxis und medizinische Bücher des Franziskanerklosters in Szeged-Alsóváros). In: Orvostörténeti Közlemények 73–74 (1975) S. 173–174.
32 KUBINYI, wie Anm. 2, S. 91–96. Siehe noch: Werner GAUDE, Die alte Apotheke. Eine tausendjährige Kulturgeschichte. ^{2}1981. S. 14–16.
33 GAUDE, wie Anm. 32, S. 9–49, 117–185.
34 GÖLLNER, wie Anm. 23, S. 235–239.
35 Das Ofner Stadtrecht. Eine deutschsprachige Rechtssammlung des 15. Jahrhunderts aus Ungarn. Hg. Karl MOLLAY (MonHistBudapest 1) 1959. S. 99. § 102.
36 KUBINYI, wie Anm. 2, S. 91–96.
37 ORTVAY, wie Anm. 21, S. 275–278.
38 1516 und 1518: KUBINYI, wie Anm. 15, S. 285.
39 András KUBINYI, Budapest története a késöbbi középkorban Buda elestéig (1541-ig) (Geschichte von Budapest im Spätmittelalter bis zum Fall von Ofen 1541). In: Budapest története. Hg. László GEREVICH 2. 1973. S. 71–72, 83–84.

Der Beruf der Apotheker war ein städtischer Beruf par excellence. Wir finden fast nur in den größeren Städten Apotheker; wenn aber in einer Siedlung, welche kein volles Stadtrecht besaß, doch Apotheker wohnten, mußte diese Ortschaft gewisse Städtefunktionen ausüben[40].

Fast dasselbe kann man über die Barbiere und die Bader sagen (ich verwende das Wort Bader für die in einem Bad bediensteten Leute). Ihre Verbreitung ist etwas größer als die der Apotheker, dennoch kann man sie sehr selten in einem Dorf oder in einem kleineren Marktflecken finden. Es sind außer in den Städten nur in sehr wenigen *Oppida* Barbiere belegt, und diese *Oppida* gehören ausnahmslos zu den bedeutendsten Märkten[41].

Die soziale Lage der Barbiere und der in den Bädern Bediensteten war niedriger als die der Apotheker. Ob man sie und in welchem Maße ehrlos betrachtete, wissen wir nicht. Natürlich gab es sehr vornehme Barbiere, zu denen besonders jene gehörten, die im Dienst des Königs oder der Magnaten standen. Stephan von Ragusa, der Hofbarbier der Könige Matthias Corvinus und Wladislaw II., bekam z. B. vom letzteren die Burgherrschaft Óbuda zum Pfand[42]. Er war, ebenso wie die meisten Ärzte der Hauptstadt, auch im Handel tätig[43]. Wenn die Barbiere auch ärmer als die Apotheker waren, kann man sie dennoch fast als wohlhabend betrachten[44]. Die in den Bädern Bediensteten gehörten aber meist zu den ärmsten Einwohnern der Städte[45].

Es gab zwei Typen von Bädern im mittelalterlichen Ungarn, die eigentlichen städtischen Badstuben und die Thermalbäder. Den ersten Typ findet man in mehr oder minder großer Zahl in den Städten. Anscheinend waren sie zuerst in privatem Besitz, dafür kann man in Preßburg[46] wie auch in Ödenburg[47] Quellen finden. In der letzteren Stadt sind aus der ersten Hälfte des 15. Jahrhunderts Testamente von ziemlich wohlhabenden Badern erhalten, die über ihre Badstube als eigenes Gut verfügten[48]. Die meisten Bäder sind aber am Ende des Mittelalters schon im städtischen Besitz. Die Stadt bezahlt die Renovierungsarbeiten oder auch den Bau einer Kammer in den Badstuben[49]. Die Bäder wurden meist verpachtet, und es ist interessant, daß in Ödenburg unter den Pächtern auch Barbiere vorkommen[50]. Kirchliche Körperschaften erwarben auch Bäder, so z. B. die Klarissen in Preßburg[51].

40 Vgl. KUBINYI, wie Anm. 39, S. 26. (In Békásmegyer).

41 Es gab Barbiere in Békés, Bodrog, Cegléd, Eszék, Gyula, Mezőtur, Nagykároly, Simánd, Vásáros Várad. Vera BÁCSKAI, Magyar mezővárosok a XV. században (Ungarische Märkte im 15. Jahrhundert). 1965. S. 49. Über die Größe dieser Märkte siehe ebenda, S. 24–26.

42 BALOGH, wie Anm. 6, 1. S. 537, 587, 588, 593, 610, 695. KUBINYI, wie Anm. 2, S. 90.

43 KUBINYI, wie Anm. 39, S. 126.

44 KUBINYI, wie Anm. 2, S. 90.

45 Ebd. (Auf Grund der Weinzehntlisten von Ofen aus 1505 und 1510.)

46 ORTVAY, wie Anm. 21, 2/3. 1900. S. 113–122.

47 Imre HOLL, Sopron (Ödenburg) im Mittelalter. (Archäologisch-stadtgeschichtliche Studie.) In: ActaArchHung 31 (1979) S. 137–39.

48 HÁZI, wie Anm. 25, 2/1. 1930. S. 43–44, 120–121.

49 Ebd. 2/2. 1931. S. 195. 2/5. 1938. S. 48–49, 143, 428–431, 434.

50 HOLL, wie Anm. 47, S. 138. Anm. 155.

51 ORTVAY, wie Anm. 21, 2/3. S. 114–115.

Die Bäder lagen meist in den Vorstädten oder mindestens in der Nähe der Stadttore[52]. Die Benutzung der Bäder war allgemein[53]. Oft bekamen die städtischen Angestellten oder solche Leute, die eine Arbeit für die Stadt verrichteten, ein Badgeld[54], und es ist auch eine solche Angabe erhalten, wo zwei Männer zusammen Badgeld und Barbiergeld für zwei Personen bekamen[55]. Der Zusammenhang zwischen Bad und Barbieren ist klar. Es gab auch viele Badstiftungen. Ein Domherr in Veszprém machte z. B. für die Schüler der Domschule eine Stiftung und ließ das durch die Kriegsknechte König Maximilians 1490 zerstörte Bad in Veszprém neu bauen. Die Stiftung gab den Studenten die Möglichkeit, daß sie an jedem zweiten Samstag ohne Zahlung von Badgeldern das Bad benutzen durften[56]. Der Samstag scheint auch sonst der Badetag gewesen zu sein. Der polnische Prinz und spätere König Sigismund ging während seines Aufenthaltes bei seinem Bruder Wladislaw II. in Ofen jeden Samstag ins Bad[57]. Der Prinz weilte in den ersten Jahren des 16. Jahrhunderts in Ungarn und unternahm da auch große Reisen. Wenn er am Samstag in einer Ortschaft war, welche ein Bad besaß, besuchte er es[58]. Er gab auch seinem Hofnarren Geld zum Besuch des *balneum civile*[59]; der Prinz benutzte aber in Ofen nicht das den Bürgern dienende Bad. Vielleicht ging er in eines der Thermalbäder, wenn es auch in seinen Rechnungen nur selten erwähnt wird[60]. In den Bädern oder in deren Nähe hielten sich Bettler auf, denen der Prinz Almosen gab[61].

Die Frage der Thermalbäder ist noch interessanter. Bei mehreren ungarischen königlichen oder Bischofsstädten gab es und gibt es sehr gute Thermalquellen, so z. B. in dem Erzbischofssitz und der älteren Hauptstadt Gran, in der neuen Hauptstadt Ofen oder in der Bischofsstadt Großwardein. Die Heilkraft dieser Quellen war auch den Menschen des Mittelalters bekannt, und es ist ganz natürlich, daß neben diesen Quellen Bäder entstanden. Nicht alle Thermalquellen lagen in oder neben einer Stadt, sie waren dennoch sehr besucht. Georg Wernher beschrieb in der Mitte des 16. Jahrhunderts in seinem Werk *De admirandis Hungariae aquis* diese Thermalbäder und gab auch die

52 Ebd. S. 113–114. Holl, wie Anm. 47, S. 137–138.
53 Holl, wie Anm. 47, S. 139.
54 Viele Angaben findet man in der Urkundenedition von Házi, wie Anm. 25, Bände 2/2–5, in den Indices unter dem Wort »fürdőpénz« (Badgeld.).
55 Ortvay, wie Anm. 21, 2/3. S. 117. Anm. 6.
56 Dl. wie Anm. 10, 201591.
57 Adorján Divéky, Zsigmond lengyel herceg budai számadásai (1500–1502., 1505) (Die Ofener Rechnungen des polnischen Prinzen Sigismund). (Magyar Történelmi Tár 26) 1914. S. 19, 21, 22, 24, 25 usw.
58 Es kommen folgende Ortschaften vor: Bátmonostor, Divéky, wie Anm. 57, S. 70; Bács, ebenda S. 71–75; Szeged, ebd. S. 75; Pest, ebd. 77; Trentschin, ebd. 162; Gran, ebd. 165; 194; Trentschin, nochmals, ebd. S. 207. Alle sind Städte, Bács war Erzbischofssitz, Bátmonostor ein großer Markt mit Herrensitz und Kloster.
59 Divéky, wie Anm. 57, S. 46, 60, 87, 94.
60 Ebd. S. 26, 28, usw.
61 Ebd. S. 23, 24, 25, 27, 28, 39 usw.

Krankheiten an, gegen die man die Quellen benutzen könne[62]. Das Wasser der Thermalquellen konnte man ferner auch zum Betrieb von Wassermühlen benutzen. Es gelang noch im 13. Jahrhundert nördlich von Ofen, in den oberen Thermalquellen *(superiores calidae aquae Budenses)* durch eine geschickte Erfindung den Ertrag des Thermalwassers zu erhöhen. Man sperrte durch einen Damm den Ausfluß zweier Thermalquellen ab, so entstand der noch heute bestehende sogenannte Mühlenteich. Das wäre an sich uninteressant, wichtig ist aber, daß durch den Teich ein hydrostatisches Regulierungssystem geschaffen wurde. Jetzt entstanden zwischen dem Teich und der Donau mehrere neue Thermalquellen. Sie stehen mit dem Teich in Verbindung, denn als man den Teich im 19. Jahrhundert dreimal entwässern ließ, versiegten gleich diese Quellen und brachen erst nach der Wiederherstellung des Dammes neuerlich aus. Die Bäder basierten und basieren noch heute eben auf diesen Quellen. Man benutzte dieses Thermalwasser auch zum Antrieb von Wassermühlen[63].

Die Thermalbäder bei den Städten scheinen im Besitz des Königs, der kirchlichen Körperschaften oder der Städte gewesen zu sein. Bei den nördlich von Ofen liegenden Thermalquellen ist der erste *balniator* 1322 bezeugt[64]; vielleicht gehörte er zum Bad der Stadtpfarrkirche von Ofen, das aber 1355 einem Nonnenkloster übergeben wurde[65]. Am Ende des Mittelalters werden da königliche und Spitalbäder erwähnt[66]. Das Heilig-Geist-Hospital des gleichnamigen Ordens lag nämlich ganz in der Nähe der Thermalquellen[67]. Die Heilkraft der Thermalquellen war allgemein bekannt. Wir wissen von mehreren vornehmen Herren, die hier eine Kur machten[68]. Diese Bäder wurden nicht nur vom König, von den Prälaten und Magnaten und natürlich von den städtischen Bürgern besucht. Beschreibungen des 16. Jahrhunderts erwähnen nämlich, daß es dort für die Bauern und für die Arbeiter der Weinberge auch Möglichkeiten zum Baden gab[69]. Dieses Bad soll offen, d.h. unbedeckt gewesen sein. Die Pläne des 18. Jahrhunderts zeigen, wie dieses Bad funktioniert hat. Die Abflüsse des Mühlenteiches und der

62 Zuletzt gab Laura ERDŐSI, [Wernher: De admirandis Hungariae aquis. In: Comm. ex Bibl. Historiae Medicae Hungarica 29 (1963) S. 103–168] das Faksimile der Editio princeps [(S. 147–168): Martini BRONIOVII de Biezdzfedea, Tartariae descriptio. Coloniae Agrippinae 1595] im Anhang, S. 61–75, ferner eine ungarische Übersetzung mit Kommentar heraus.

63 Henrik HORUSITZKY, Budapest Dunajobbparti részének (Budának) hidrogeológiája (Hydrogeologie der am rechten Donau-Ufer gelegenen Stadthälfte von Budapest). 1939. S. 169–170. András KUBINYI, Budafelhéviz topográfiája és gazdasági fejlődése (Topographie und wirtschaftliche Entwicklung von Budafelhéviz = *suburbium de superioribus calidis aquis Budensibus*). In: Tanulmányok Budapest multjából 16 (1964) S. 85–180. Besonders S. 129–141.

64 Anjoukori Okmánytár. Codex diplomaticus Hungaricus Andegavensis. Hg. Imre NAGY 2. S. 58–59.

65 Ebd. 6. S. 288–289.

66 WERNHER bei BRONIOVII, wie Anm. 62, S. 62–63.

67 KUBINYI, wie Anm. 63, S. 123–129.

68 So z.B. der Bischof und gewesener königlicher Kanzler Brodarics. Gábor KUJÁNI, Brodarics István levelezése 1508–1538 (Die Korrespondenz von István Brodarics). In: Történelmi Tár NF 9 (1908) S. 338.

69 Nicolaus OLAHUS, Hungaria – Athila. Hg. Colomannus EPERJESSY et Ladislaus JUHÁSZ (Bibliotheca Scriptorum Medii Recentisque Aevorum. Saeculum XVI) 1938. S. 10.

Thermalquellen, die zwischen dem Teich und der Donau ausbrachen, speisten die Mühlen und die Bäder. Das warme Wasser floß dann weiter durch einen sumpfartigen Teich in die Donau[70]. Da konnten sich die armen Leute baden.

Auch südlich von Ofen gibt es Thermalquellen; diese nannte man *Inferiores calidae aquae Budenses*[71]. Sie waren nicht so heiß wie die nördlichen Thermalquellen, aber ihre Heilkraft soll größer gewesen sein. Über mindestens zwei Bäder gibt es Angaben: über ein königliches und über ein städtisches. Eine Quelle erwähnt, daß man im königlichen Bad auch schwimmen konnte[72]. Es ist nicht uninteressant, daß das städtische St.-Elisabeth-Hospital neben den Thermalquellen errichtet wurde[73]. So müssen wir vermuten, daß zu diesem Hospital ebenfalls ein Bad gehörte wie zum Heilig-Geist-Hospital.

Die Situation in den anderen Städten mit Thermalquellen war ähnlich wie in der Hauptstadt, darum beschäftige ich mich damit nicht. Etwas müssen wir aber doch erwähnen: es entstand nicht bei jeder Thermalquelle eine Stadt. Gewiß hatten diese Quellen eine städtefördernde Kraft, aber nur dort, wo die Grundlagen der Städteentwicklung auch sonst gegeben waren. Ferner war die Verwendbarkeit des warmen Wassers auch zu industriellen Zwecken wichtig. Am Ende des Mittelalters gab es z. B. bei den Thermalquellen nördlich von Ofen Getreidemühlen, Walkmühlen, ein Eisenhammerwerk usw.[74].

Zwischen den Hospitälern und den Bädern gab es einen Zusammenhang. Bei vielen Hospitälern kann man Bäder nachweisen, so, außer den genannten, auch in Großwardein, wo das Hospital ebenfalls neben einem Thermalbad stand[75]. Bisher wurde leider die Frage Stadt und Hospital im mittelalterlichen Ungarn nicht bearbeitet, darum sind die folgenden Angaben wahrscheinlich unvollständig[76]. Hospitalgründungen gab es in Ungarn schon zur Zeit König Stephans des Heiligen († 1038)[77], aber ihre Zahl erhöhte sich erst im 13. bis 14. Jahrhundert. Wenn wir von den von Mönchsorden gegründeten Hospitälern absehen, standen fast alle Hospitäler in Städten oder Märkten (d. h. in den *oppida*). Der Gründer dieser Spitäler war der Grundherr: so der König, der Bischof, das

70 Kubinyi, wie Anm. 63, S. 134. 15. Bild. (Der Mühlteich und die Kaisermühle, ferner das Kaiserbad auf einer Karte zum Ende des 18. Jahrhunderts.)

71 Ungarisch: Alhéviz. András Kubinyi, Topographic Growth of Buda up to 1541. In: Nouvelles études historiques publiées à l'occasion du XIIe Congrès International des Sciences Historiques par la Commission Nationale des Historiens Hongrois. 1. 1965. S. 151–152.

72 Olahus, wie Anm. 69, S. 9.

73 Erzsébet Lócsy, Alhéviz és Békásmegyer középkori templomai. In: Archaeológiai Értesitő 94 (1967) S. 200–206.

74 Kubinyi, wie Anm. 63, S. 138–140.

75 *Capella sancte crucis hospitalis pauperum circa aquas calidas balneum sancti Ladislai regis nuncupatas.* Zsigmondkori Oklevéltar (weiter: ZsO) (Urkundenbuch der Sigismundszeit). Hg. Elemér Mályusz 2/1. 1956. Nr. 4118.

76 Das mittelalterliche Hospitalwesen Ungarns haben bisher nur zwei Werke behandelt, sie erwähnten aber die Probleme Stadt und Hospital nur nebensächlich. Lajos Pásztor, A magyarság vallásos élete a Jagellók korában (Das religiöse Leben der Ungarn zur Jagellonen-Zeit). 1940. S. 50–65. Zoltán Somogyi, A középkori Magyarország szegényügye (Die Armenfrage im mittelalterlichen Ungarn). Palaestra Calasanctiana 37. 1941.

77 György Györffy, István király és műve (König Stephan und sein Werk). 1977. S. 302–305.

Domkapitel, ein anderer Grundherr, später aber sehr oft die Stadt selbst[78]. Einige Hospitäler, besonders die älteren, wurden von Hospitaliter-Orden betreut. Es ist befremdend, daß man – entgegen der Auffassung der früheren Geschichtsschreibung – bei fast keinem der Dutzend Johanniter-Niederlassungen einwandfrei ein Hospital nachweisen kann[79]. Dasselbe können wir von den zwei Klöstern des ungarischen Kreuzherren-Ordens der Stefaniter sagen[80]. Damit will ich nicht die Möglichkeit ausschließen, daß diese zwei Orden doch Hospitäler gehabt haben. Dagegen wurden von den Antonitern bestimmt drei[81], von dem Heilig-Geist-Orden mindestens acht Hospitäler geleitet[82]. In so bedeutenden Städten wie Ofen und Hermannstadt gab es Niederlassungen des Ordens vom Heiligen Geiste, in Preßburg der Antoniter[83]. Am Ende des Mittelalters kamen aber alle diese Spitäler unter Aufsicht der städtischen Räte[84]. Besonders schön zeigt diese Entwicklung die Geschichte des Hospitals des Ordens vom Heiligen Geiste an dem Ofener Oberen Warmen Wasser *(ad calidas aquas superiores Budenses).* Die erste Erwähnung dieses Hospitals stammt von 1330; damals stand ein *magister hospitalis* an der Spitze des Instituts, der zugleich der *generalis preceptor* des Ordens in Ungarn war. Im 14. Jahrhundert leiteten Ordensmitglieder als Meister das Hospital. Anscheinend gab es dort auch ein Kloster des Ordens. Das Hospital wurde noch 1417 von einem Kreuzherren, also von einem Mitglied des Ordens, vertreten. Seit 1449 ändert sich die Situation. Als Vertreter des Hospitals finden wir Säkularpriester oder Bürger der Hauptstadt, sie werden in den Quellen abwechselnd und ohne daß man da eine Regel finden kann, *procurator* oder *rector hospitalis* genannt. Am Ende des 15. Jahrhunderts werden die Benennungen folgerichtig. Der städtische Vertreter wird immer *rector,* der geistliche Pfarrer oder Prior genannt. Die Prioren gehören wieder zum Orden des Heiligen Geistes. Die ungarische Ordensprovinz ist aber nicht mehr selbständig, sie gehört zur deutschen Provinz und ist dem Meister des Wiener Heilig-Geist-Spitals unterstellt. Bedeutender ist aber die Tätigkeit der bürgerlichen Rektoren. Sie gehören

78 Siehe die Angaben in den Werken von PÁSZTOR und SOMOGYI, wie Anm. 76.

79 Vgl. SOMOGYI, wie Anm. 76, S. 22–28.

80 Diese standen neben Gran und Ofen (in Felhéviz, d. h. im *suburbium de calidis aquis Budensibus,* in der Nähe der Niederlassung des Ordens vom Heiligen Geiste). Früher rechnete man diese Klöster zu den Johannitern, aber erst in den letzten Jahren wurde es klar, daß es sich um einen eigenen ungarischen Orden handelt. In der Mitte des 15. Jahrhunderts wurden die zwei Klöster in einem säkularen Kollegiatstift mit Sitz in Felhéviz umgewandelt. KUBINYI, wie Anm. 63, S. 115–121. GYÖRFFY, wie Anm. 77, S. 303. István HORVÁTH, Márta H. KELEMEN, István TORMA, Komárom megye régészeti topográfiája. Esztergom és a dorogi járás (Archäologische Topographie des Komitats Komárom. Gran und der Bezirk von Dorog). Magyarország régészeti topográfiája (Archäologische Topographie Ungarns). 5. Hg. László GEREVICH. 1979. S. 187–189. (Da die Bibliographie der früheren Literatur).

81 SOMOGYI, wie Anm. 76, S. 29: Daróc in der Zips, Preßburg, Schäßburg in Siebenbürgen.

82 SOMOGYI, wie Anm. 76, S. 37–48: Ofen (in Felhéviz, vgl. KUBINYI, wie Anm. 63, S. 123–129), Hermannstadt, Marienburg bei Kronstat, Neumarkt, Bistritz, Kiralynémeti (alle fünf in Siebenbürgen), Fünfkirchen und eine unbekannte Ortschaft in der Diözese Csanád, Azra. Außer Királynémeti und Azra waren alle Städte bzw. Märkte.

83 Siehe oben, Anm. 81–82.

84 PÁSZTOR, wie Anm. 76, S. 51–54.

ausnahmslos zur städtischen Oberschicht, meist sind sie zugleich Ratsherren oder auch Stadtrichter. Die Stadt erwarb also die Aufsicht über das Spital[85].

Dasselbe können wir über die anderen Hospitäler der Orden vom Heiligen Geiste und der Antoniter sagen. Der Stadtrat von Schäßburg in Siebenbürgen schloß 1487 einen Vertrag mit dem Provinzial der Antoniter. Der Vorsteher des Schäßburger Hospitals ist der Rektor. Er wird vom Stadtrat bestellt, da dieser das Patronatsrecht innehat. Der Provinzial muß dann den neubestellten Rektor des Hospitals und seiner Kirche in den Orden aufnehmen. Nach einem Jahr soll der Rektor die Ordensgelübde in die Hände des Provinzials ablegen. Zwei Drittel der Einkünfte des Hospitals gehören dem Rektor und seinen Kaplänen, ein Drittel den Armen. Zur Verwaltung der Einkünfte des Hospitals werden vom Stadtrat zwei oder drei Bürger gewählt. Der Provinzial erhält vom Rektor jährlich zwölf Gulden[86]. Dasselbe Bild finden wir bei den Hospitälern des Ordens vom Heiligen Geiste. Die Hospitäler werden vom Stadtrat verwaltet, dieser ernennt einen Säkularpriester zum Vorsteher, der aber vom Orden bestätigt werden muß[87].

Die meisten Hospitäler gehörten aber nie zu einem Orden, sondern standen unter der Aufsicht der Stadträte, ganz gleich, ob sie von der Stadt oder von jemand anderem gegründet wurden. Das Debreciner St.-Elisabeth-Hospital wurde 1529 von einem dortigen Bürger, László Boncz, gegründet. Er schrieb vor, daß der Richter und der Rat der Stadt einen gerechten Mann zum Meister des Hospitals wählen sollten. Der Meister habe die Pflicht, einen Priester zum Gottesdienst zu bestellen. Er solle auch für die Aufnahme der Armen ins Hospital zuständig sein[88]. Diese Qelle zeigt also, daß auch die ungarischen Hospitäler an erster Stelle Armenhäuser waren[89]. Die Krankenversorgung kam erst an zweiter Stelle in Frage und natürlich nur für die Insassen des Hospitals, abgesehen selbstverständlich von den Leprosorien bzw. von den anderen Siechenhäusern[90]. In den eigentlichen Hospitälern lebten neben den Armen auch Pfründner, die dort volle Verpflegung genossen. Über solche Stiftungen geben Testamente Auskünfte[91].

85 KUBINYI, wie Anm. 63, S. 123–129.
86 PÁSZTOR, wie Anm. 76, S. 52.
87 Ebd. S. 53. (Neumarkt in Siebenbürgen).
88 Ebd. S. 55.
89 Diese mittelalterlichen ungarischen Hospitäler sind also noch nicht, oder genauer: nicht ganz, zu einer Pfründneranstalt geworden, und das zeigt auch, daß auch die meisten am Ende des Mittelalters gegründeten neuen Hospitäler an den Ausfallstraßen gebaut wurden, so z. B. das Heilig-Geist-Hospital im Markt Pásztó. Vgl. András KUBINYI, A pásztói Szentlélek ispotály a középkorban (Das Heilig-Geist-Hospital von Pásztó im Mittelalter). In: Magyar Zene 23 (1982) S. 81–84. Siehe noch Jürgen SYDOW, Spital und Stadt in Kanonistik und Verfassungsgeschichte des 14. Jahrhunderts. Hg. Hans PATZE. 1. VortrForsch 13. 1970. S. 190.
91 Leprosorien gab es nur in den größeren Städten, wo es natürlich auch Hospitäler gab. Es sind Angaben über Leprosorien in den folgenden Städten erhalten: Bartfeld, Hermannstadt, Klausenburg, Kronstadt, Kremnitz, Leutschau, Preschau, Schäßburg, Agram. PÁSZTOR, wie Anm. 76, S. 57–58. In Ofen war das St. Lazar-Hospital auch wahrscheinlich ein Leprosorium. DIVÉKY, wie Anm. 57, S. 58.
91 PÁSZTOR, wie Anm. 76, S. 50–51. Aber die meisten Quellen erwähnen nur Armen als Einwohner eines Hospitals.

Die Verbreitung der Hospitäler gibt ein interessantes Bild. Bis jetzt sind Angaben über 70 Siedlungen erhalten, für die im Mittelalter Hospitäler bezeugt sind. Von diesen Ortschaften gehörten 27 zu den königlichen Freistädten oder hatten eine ähnliche Rechtsstellung. Man kann also behaupten, daß es in fast allen bedeutenden königlichen Städten Hospitäler gab (nur in vier dieser vollrechtlichen Städte haben wir keine Angaben von Hospitälern). Auch in den meisten Bischofsstädten gab es Hospitäler; wir haben Angaben über neun Städte. Die Bischofsstädte besaßen kein volles Stadtrecht, ebenso wie die grundherrschaftlichen Städte und Märkte, die sogenannten *oppida*[92]. Es gab in 31 *oppida* Hospitäler. Diese Siedlungen waren eigentlich Städte oder besaßen mindestens städteähnlichen Charakter, sie gehörten fast alle zu den bedeutendsten *Oppida*, so z. B. Bazin, Debrezin, Enyed, Galgóc, Gyula, Käsmarkt, Lippa, Miskolc, Pápa, Pásztó, Thorenburg, Trentschin, Ujlak, Ungvár usw. Dagegen gab es nur in drei Dörfern Hospitäler[93].

Bevor ich meine Ergebnisse zusammenfasse, möchte ich noch eine Frage kurz berühren. In der neueren ungarischen Stadtgeschichtsforschung gibt es eine wichtige Frage, wie man von den mehr als 500 *oppida* des Landes diejenigen Siedlungen aussondern könne, welche eine Städtefunktion ausübten. Es gab ja sehr große Landesteile, so die Große Tiefebene oder die südöstlichen Teile Transdanubiens, wo es keine oder fast keine in rechtlicher Hinsicht vollwertigen Städte gegeben hat[94]. Dagegen finden wir da oft sehr reiche *oppida*. Natürlich dürfen wir nicht alle diese *oppida* zu den Städten rechnen. Es sind mehrere Versuche entstanden, solche Kriterien zu finden, mit welchen

92 Königliche Freistädte, bzw. Städte mit ähnlichem Recht: Bartfeld, Bistritz, Neusohl, Kronstadt, Ofen, Kaschau, Klausenburg, Kremnitz, Leutschau, Nagybánya, Tyrnau, Hermannstadt, Pest, Preßburg, Schäßburg, Ödenburg, Skalitz, Szeged, Stuhlweißenburg, Königsberg, Agram, Preschau, Schemnitz. Siehe die Angaben in den Werken von Pásztor und Somogyi, wie Anm. 76. Ferner: Gran: HORVÁTH, H. KELEMEN, TORMA, wie Anm. 80, S. 160. Karpfen: István BAKÁCS, Hont vármegye Mohács előtt (Der Komitat Hont vor Mohács). 1971. S. 64. Mediasch: Paul NIEDERMAIER, Siebenbürgische Städte. Forschungen zur städtebaulichen und architektonischen Entwicklung von Handwerksorten zwischen dem 12. und 16. Jahrhundert. 1979. S. 206. Sengg: ZsO. wie Anm. 75, 2/1. Nr. 203, 1556. Bischofssitze, die keine königliche Freistädte sind, wie Gran und Agram: Bács, Erlau, Raab, Weißenburg i. Siebenbürgen, Fünfkirchen, Waitzen, Großwardein, Veszprém. Siehe die Angaben bei PÁSZTOR und SOMOGYI. Csanád: Diplomata pontificum saec. XV. Hg. Paulus LUKCSICS (Monumenta Hungariae Italica 2). 1938. Nr. 30, 1354.

93 Außer den 14 Märkten, die in dem Text genannt wurden: Beckó, Beregszász, Csázma, Marienburg bei Kronstadt, Igló, Leibitz, Lelesz, Olaszi in der Zips, Szécsény, Neumarkt in Siebenbürgen, Szepesváralja, Szőlős. Siehe die Angaben bei PÁSZTOR und SOMOGYI, wie Anm. 76. Ferner: Gyöngyös: Heves megye műemlékei (Die Baudenkmäler des Komitats Heves). Hg. Pál VOIT. 3. 1978. S. 28. Kanizsa: Dezső CSÁNKI, Magyarország történelmi földrajza a Hunyadiak korában (Historische Geographie Ungarns in der Hunyadi-Epoche). 3. 1897. S. 20. Sárospatak: Dl. wie Anm. 10, 88789. Temesvár: LUKCSICS, wie Anm. 92, Nr. 147. Sillein: Imre LUKINICH, A Podmanini Podmaniczky-család oklevéltára (Urkundenbuch der Familie Podmaniczky v. Podmanin). 2. 1939. S. 587. Die drei Dörfer waren Daróc, Királynémeti und Azra, siehe oben, Anm. 81–82.

94 András KUBINYI, Handel und Entwicklung der Städte in der Ungarischen Tiefebene im Mittelalter. In: Europa Slavica – Europa Orientalis. Festschrift Herbert Ludat = Giessener Abhandlungen zur Agrar- und Wirtschaftsforschung des europäischen Ostens. 100. Hg. Klaus-Detlev GROTHUSEN und Klaus ZERNACK. 1980. S. 423.

die Aussonderung der tatsächlich Städtefunktionen ausübenden Siedlungen aus der großen Zahl der *oppida* möglich wäre. Solch ein Kriterium könnte das Vorhandensein eines Bettelordensklosters[95], ferner eine bestimmte Zahl von aus der Ortschaft an ausländischen Universitäten immatrikulierten Studenten[96], die Bauweise und der Grundriß der Siedlung[97] usw. sein. Jetzt möchte ich auf ein neues Kriterium hinweisen: auf das Vorhandensein der gesundheitspflegerischen Berufe. Wir finden ja Apotheker, Barbiere, Bader fast ausschließlich nur in Städten oder in bedeutenden Märkten, und Bäder und Hospitäler gab es nur in solchen Ortschaften. Natürlich kann man nur durch Beachtung mehrerer Kriterien zu einem exakteren Ergebnis kommen, aber ich glaube, daß die Frage der städtischen Gesundheitspflege eben darum sehr wichtig für die ungarische Stadtgeschichtsforschung ist.

95 Erik FÜGEDI, Kolduló barátok, polgárok, nemesek. Tanulmányok a magyar középkorról (Mendikanten, Bürger, Adelige. Abhandlungen über das ungarische Mittelalter). 1981. S. 57–88.
96 András KUBINYI, A középkori magyarországi városhálózat hierarchikus térbeli rendjének kérdéséhez (Zur Frage der hierarchischen räumlichen Ordnung des ungarischen Städtenetzes im Mittelalter). In: Településtudományi közlemények 23 (1971), S. 58–78.
97 Darüber schreibe ich in einem von László GEREVICH herausgegebenen Sammelband, der im nächsten Jahr erscheinen wird.

Der Kurarzt oder Badearzt
Vom Wandel eines Berufsbildes

von Wolfgang Sàlat

Im medizinischen Staatsexamen weiß ein Prüfling sehr wenig, und der prüfende Professor überlegt sich, ob er ihn durch das Examen fallen lassen solle. Da ihm der junge angehende Arzt jedoch eigentlich recht sympathisch erscheint, sagt er ihm nach einigen weiteren Fragen: Ich muß Ihnen leider sagen, daß Ihre Leistungen unbefriedigend sind und für den Beruf als Arzt nicht ausreichen, ich lasse Sie dennoch unter einer Bedingung durch das Examen kommen: Wenn Sie mir versprechen, Kurarzt zu werden.

Aus dieser Anekdote, sei sie nun wahr oder unwahr – se non è vero, è ben trovato –, kann man eigentlich recht schön die Einstellung der meisten Mediziner einem Kurarzt gegenüber erkennen, und diese Einstellung ist keineswegs heute anders, obwohl die Kurorte allenthalben blühen und auch medizinische Erfolge erzielen. Ein mit den Methoden der klassischen Schulmedizin ausgebildeter Arzt nimmt offensichtlich einen Kurarzt nicht für voll und reiht ihn womöglich sogar in die Reihe der Volksheilkundigen oder der etwas dubiosen Verfechter von Außenseiter-Methoden in der Medizin ein, vielleicht verspottet er ihn auch als »Hüter eines Brunnengeistes«; auf alle Fälle nimmt er ihn nicht so ganz ernst. Doch ungeachtet dessen strömen jährlich Hunderttausende in die Kurorte und suchen dort ihr Heil. Wie ist dies zu erklären? Herrscht am Kurort eine besondere Atmosphäre, die unter der kundigen Anleitung eines Kurarztes sich heilend auf die Patienten auswirkt, oder hat der Kurarzt dort besondere Möglichkeiten, die über diejenigen der übrigen Ärzte hinausreichen?

Ich will versuchen, darauf eine Antwort zu finden, wobei es mir jedoch schwerfällt, die Grenzen, die mir von der Thematik her gesetzt sind, streng einzuhalten, da ich – will ich über das Berufsbild des Kurarztes sprechen – auch die Heilkunde als Ganzes mit einbeziehen muß.

Wir leben in einer Zeit, die geprägt ist von Lebensangst und Zukunftsunsicherheit, in einer Zeit, in der wir alle merken, wie wir an die Grenzen unseres Wachstums gelangt sind, in der eine übertechnisierte Umwelt an ihren eigenen Produkten zugrunde zu gehen droht. Offensichtlich hat sich in dieser Zeit unsere Weltsicht verändert und es scheint damit auch eine veränderte Bewertung des Sinns von Leiden und Krankheiten einzusetzen.

Gestatten Sie mir darum noch einige kurze Vorbemerkungen. »Neun Zehntel unseres Glückes beruhen allein auf Gesundheit«. Diesen Aphorismus von Arthur Schopenhauer möchte ich anfänglich ebenso erwähnen wie eine Sentenz des in Alexandrien um 300 v. Chr. wirkenden Arztes Herophilos: »Wo Gesundheit fehlt, kann Weisheit nicht offenbar werden, Kunst kann keinen Ausdruck finden, Stärke kann nicht kämpfen, Reichtum wird wertlos und Klugheit kann nicht angewandt werden.«

In der Tat, Gesundheit wird offensichtlich erst eigentlich empfunden, wenn sie fehlt. Gesunde Organe fühlt man nicht, kranke jedoch machen dem Menschen seinen Organismus erst bewußt, und der Patient sieht die Gesundheit als ein verlorenes, aber um jeden Preis wieder zu erwerbendes Gut.

Zur Wiedererlangung von Gesundheit gab es schon immer verschiedene Wege. Einer dieser Wege ist der, eine Kur durchzuführen, also eine Naturheilmethode anzuwenden, die über Griechen und Römer auf uns gekommen ist und hier in Deutschland in einem Maße wie nirgends in der Welt geübt wird. Die Ursache liegt darin, daß Deutschland mit seinem Angebot an Mineral- und Moorbädern, Mineral- und Thermalschwimmbädern, Seeheilbädern, Kneippkurorten sowie heilklimatischen Kurorten in der Welt vergleichsweise konkurrenzlos dasteht. Auch die Schweiz, Österreich, Italien und die Tschechoslowakei haben renommierte Heilbäder, doch in der Fülle und Verschiedenartigkeit seiner Heilquellen besitzt Deutschland einen einzigartigen Schatz. Für fast alle Krankheiten quillt irgendwo ein spezielles Wasser aus der Erde. Hier in Bad Mergentheim sind es vier verschiedene Quellen, die sich in ihrer chemischen Zusammensetzung unterscheiden. Drei davon werden zu Trinkkuren eingesetzt, die vierte – als reine Sole-Quelle – dient der Bädertherapie.

Die Kunde und Erfahrung über die Heilkraft der verschiedenen natürlichen Heilquellen wurde in Generationen von Mund zu Mund von den Kranken selbst weitergegeben, welche durch sie Heilung oder zumindest Linderung ihrer Beschwerden fanden. Es war dann schließlich – beginnend im 19. Jahrhundert – Aufgabe der ärztlichen Wissenschaft, die besonderen Wirkungen der Quellen zu analysieren und damit ihre Indikationen klarzustellen.

Doch beginnen hier gleich die Schwierigkeiten, denn allein streng wissenschaftlich lassen sich viele therapeutische Effekte auch heute noch nicht erklären, auch wenn man die Zusammensetzung zum Beispiel der Heilquellen chemisch noch so genau prüft. Und doch sind die Wirkungen anerkannt und vorhanden, auch wenn immer wieder behauptet wird, daß die Erfolge in den Kurorten rein suggestiv seien durch veränderte Lebensweise, durch Ruhe oder sonstige nicht ganz durchschaubare Faktoren.

Doch welche Faktoren bewirken es überhaupt, daß ein erkrankter Mensch durch richtige Behandlung wieder zur Gesundung geführt wird?

Dieser Frage wird seit zweihundert Jahren – nach vielen Jahrhunderten spekulativer Prägung – mit naturwissenschaftlichen Methoden nachgegangen: Der Körper wird zerlegt bis in die kleinsten Zellen und Zellbestandteile hinein; raffiniert ausgeklügelte physiologische und physiologisch-chemische Analysen wie psychologische Methoden brachten großartige Erkenntnisse, wie schließlich die Beobachtung der Patienten und des Verlaufs von Krankheiten, die Erprobung von Medikamenten in Tierversuchen wie ihre analoge Bewertung und Erprobung am Menschen. Diese Beispiele mögen genügen, wie aus vielfältigen Beobachtungen schließlich Erfahrungen geworden sind, die jedoch durch Kontrollen geläutert werden müssen. Denn eine Erfahrung muß mehr sein als individuell Wahrgenommenes, also mehr als das persönlich für wahr Genommene, sie bedarf der Bestätigung durch wissenschaftliche Analysen. Die Erfahrung muß nutzbar gemacht werden, und Nutzbarkeit von Erfahrung setzt ihre Regelhaftigkeit, ihre Voraussagbarkeit und ihre Wiederholbarkeit voraus – so ist sie ein wichtiges Element jedes ärztlichen Wirkens.

Optimal wird sie jedoch erst genutzt durch ein Wesentliches, das hinzutreten muß – das Vertrauen des Patienten, das dem Arzt in der Zuversicht auf echte Hilfsbereitschaft entgegen gebracht wird. Jeder therapeutische Erfolg ruht auf diesen beiden Säulen: Ärztliche Erfahrung und Vertrauen des Patienten.

Wie schreibt Peter Bamm, der große Arzt und Schriftsteller, so treffend in seinem Essay »Ex ovo«: »Die Medizin, welche der Arzt in der Praxis dem Kranken verschreibt, ist nicht nur in einem Glas Wasser zu nehmen, sondern auch mit drei Teelöffeln guten Glaubens an die Tüchtigkeit des Arztes, die Güte der Schöpfung und die Zuverlässigkeit der pharmazeutischen Industrie.«

Noch etwas Weiteres: Sicher sind in der modernen Medizin therapeutische Erfolge durch Anwendung von Arzneien oder Heilmethoden der verschiedensten Art nur möglich durch Erwerb und Anwendung wissenschaftlicher Erkenntnisse neben der alltäglichen Nutzung angesammelter praktischer Erfahrungen, sie kommen jedoch – und das war eigentlich schon immer so – ohne zusätzliche intuitive und damit kreative Fähigkeiten des Arztes nicht aus. Die Intuition als künstlerische Fähigkeit des blitzschnellen Erschauens und Dahinterschauens, auch des Durchschauens, steht nicht in Konkurrenz zum wissenschaftlichen Kenntnis- und Handlungsbereich des Arztes, sondern erhebt diesen Beruf in den Bereich der Kunst, macht Medizin damit erst eigentlich zur Heilkunst.

Allzulange hat die Ausschließlichkeit naturwissenschaftlicher Parameter einer dem Fortschritt der Technik und Chemie verbundenen Medizin diesen kreativen Teil des ärztlichen Berufs außer acht gelassen, ihn sogar in den Bereich der Magie verdrängt. Doch in einer Zeit der progredienten Verwissenschaftlichung und Technokratisierung des Lebens, des radikalen Abbaus der Tradition ohne ernstzunehmende Alternative, in einer Zeit der Förderung des Anspruchsdenkens bei gleichzeitiger Verteufelung jeglichen Leistungswillens, in einer Zeit staatlich geförderter Gesundheitsindustrie, in der eine Anspruchsgesellschaft Krankheiten zu heilen erwartet, wie man ein Auto repariert – in dieser Zeit ist besonders der Arzt aufgerufen zu erkennen, daß der Mensch stets mehr ist, als er von sich weiß, und daß Seele und Körper eine Einheit bilden, die wir nicht wissenschaftlich, sondern nur gedanklich, philosophisch als solche erfassen können. Und deshalb muß die Behandlung von Krankheiten heute erfolgen als eine Synthese, die das biologische Geschehen, das Leben in eigener Verantwortlichkeit, die Gesellschaft und die Humanität wieder mehr berücksichtigt.

Um nun zum Kern des Themas zu kommen: Der Kurarzt ist und war schon immer in besonderem Maße dazu berufen, Arzt in diesem umfassenden Sinne zu sein, auch wenn heute noch eine als angewandte Naturwissenschaft sich verstehende Medizin ihn belächelt, weil sie seine therapeutischen Methoden – da mathematisch nicht ganz berechenbar – nicht gelten lassen will. Doch nach einem Satz des Balneologen Schmidt-Kessen waren Heilbäder ja schon immer Ersatz für versäumte Entwicklungen in der Medizin und sind es auch heute noch. Der Kurarzt ist also in besonderem Maße berufen, nicht nur den Leib, sondern auch die Seele zu heilen, was natürlich auch mit den Patienten zusammenhängt, die zu ihm kommen. Denn nicht jeder Kranke ist an einem Kurort zu behandeln, und die Kurortbehandlung stellt keine Alternative zur klinischen Medizin dar. Akut Kranke sind am Kurort ebensowenig am Platze wie solche, die der Krankenhausbehandlung bedürfen. Dort empfängt der Patient die Therapie passiv; leider wird ihm auch durch die moderne Technologie jegliche Beteiligung an seiner Heilung unmöglich gemacht, jegliche Verantwortung für seine eigene Gesundung aus der Hand genommen. Die Behandlung am Kurort dagegen stellt eine sinnvolle Ergänzung von Krankenhaus bzw. Arztpraxis im Ablauf einer optimalen Behandlung dar. Hier wird der Patient nach der akuten Krankenhaus- oder Erkrankungssituation behutsam aktiviert, es wird ihm gezeigt, wie er seine Gesundung selbst positiv beeinflussen kann. In der Aktivierung der Selbstheilungskräfte des Menschen, in dem Verständnis für seine Leiden und seine Person liegt die große Aufgabe und Berufung des Kurarztes.

Wie war das früher?

Ich möchte hier einen der ersten Bad Mergentheimer Kurärzte, Oberamtsarzt Dr. Bauer, zitieren, der nach der Entdeckung der ersten Mergentheimer Quellen 1826 sofort Untersuchungen in der Mergentheimer Apotheke durchführen ließ und mit seinem Buch: »Mergentheim und seine Heilquellen« entscheidenden Einfluß auf die Anfangsentwicklung unseres Heilbades hatte. (Nebenbei gesagt hatte Mergentheim damals zweitausend Einwohner und neben dem erwähnten Oberamtsarzt noch zwei praktische Ärzte und zwei Chirurgen, einen Apotheker, einen Oberamtstierarzt, zwei Hebammen und einen Totenschauer).

Doch möchte ich nun aus dem Büchlein von Dr. C. F. Bauer (1830) zitieren, welche Kurregeln es neben ausführlichen Bade- und Diätvorschriften aufstellt: »Die erste Bedingung für einen glücklichen Erfolg der Brunnen- und Bade-Kur ist – Gemütsruhe, deren Einfluß auf den Kranken nicht minder wichtig ist als selbst der vorschriftsmäßige Gebrauch des Mineralwassers, der Diät usw. Das Gemüt muß von Sorgen und Kummer, von Haß und Neid, überhaupt von allen Leidenschaften frei sein, und der Geist darf auf keine Weise angestrengt werden. Man muß müßig sein, sich vergnügen, zerstreuen, mit lebensfrohen Menschen und besonders mit gebildeten Frauenzimmern umgehen, nur darf der Umgang mit diesen nicht in Leidenschaft ausarten.«

Und im Jahre 1885, als Mergentheim schon viertausend Einwohner hatte, sieben Ärzte, zwei Apotheken, einen Zahnarzt, einen Wundarzt und vier Hebammen, schreibt der damalige Mergentheimer Kurarzt Hofrat Dr. Höring: »Alle Gemütsbewegungen und Leidenschaften stehen als große Feinde dem guten Erfolg der Brunnenkur entgegen und müssen mit festem Willen vermieden werden. Wen Kummer und Gram drückt, wen häuslicher Unfriede und eheliches Unglück ängstiget, wen unbefriedigte Leidenschaft martert, wen ein böses Gewissen foltert, wen Eifersucht zerfleischt, der sucht umsonst an den Quellen sein Heil und seine Gesundheit.«

Der Kurarzt unserer Tage drückt dies sicherlich etwas nüchterner aus, heute, wo die Stadt etwa vierzehntausend Einwohner hat, siebzig Ärzte (ohne die in den Krankenhäusern tätigen) und sechs Apotheken beherbergt. Doch die Aussagen der alten Kurärzte gelten auch für unsere Zeit. Natürlich wird heute mit den neuesten diagnostischen Methoden die Wirkung der Quellen erforscht, man spricht von Glaubersalz und Bittersalz, von Spurenelementen und Ionen – nicht mehr von Brunnengeistern und Quell-Najaden. Der verantwortungsbewußte Kurarzt treibt heute an seinem Kurort eine umfassende Diagnostik der Krankheiten seiner ihn aufsuchenden Patienten, denn immer wieder – gerade weil bestimmte Krankheitsbilder von den Kurärzten häufiger gesehen werden als von den anderen – stellen sich am Kurort doch neue Gesichtspunkte ein, die in die Therapie mit einfließen. Hier in den großen Badeort für Leber- und Gallekrankheiten, für Magenkrankheiten, für Diabetes, Gicht und Übergewicht kommen immer wieder angeblich Magenkranke, die nach gründlicher Untersuchung und Behandlung erkennen, daß sie in Wirklichkeit gallekrank sind. Wieviele Diabetiker erfahren oft leider hier zum ersten Mal – durch die Zeit, die sich der Kurarzt nimmt, durch die verabreichte Diät im Kurheim, durch Kurse, Vorträge, intensive Gespräche –, wie sie mit ihrer Krankheit zu leben haben, erfahren am eigenen Leib, wie ihre Krankheit sich bessern läßt und wie damit ihre Lebensqualität steigt.

Dabei ist natürlich auch der Kurarzt als Mensch und Typ zu berücksichtigen. Friedrich Sieburg, der große Publizist, geriet einmal an einen ehrlich-grobschlächtigen, der ihn – wie er berichtet – bei der ersten Konsultation fragte: Wie alt sind Sie? Als Sieburg siebenundsechzig sagte, nickte dieser mit dem Kopf und sprach bloß: Siebenundsechzig – da machet mer nemme viel!

Doch zurück zum Thema. Neben der heute geübten naturwissenschaftlich begründeten Therapie wird der Patient vom Kurarzt vor allem zur aktiven Mitarbeit am Gesundungsprozeß motiviert. Sie alle kennen den Slogan: Opas Heilbad ist tot. Früher war nach dem Einhalten der Kurvorschriften, die sich in der ärztlichen Verordnung vorwiegend von Bädern und Trinken der Quellen erschöpfte, der Rest des Tages kulinarischen Genüssen und dem gesellschaftlichen Leben vorbehalten. Wie schreibt Hermann Hesse in einer autobiografischen Erzählung: »Wer von uns Kurgästen wollte neben den Bädern und Massagen, neben der Sorge und Langeweile auch noch Fasten und Kasteien ertragen.«

Heute kennzeichnen die moderne Kur Bewegung, sportliche Betätigung, Spiel, schöpferisches Gestalten und Einhalten einer entsprechenden Diät, kurz: Alle Formen einer aktiven Unterstützung des Heilprozesses.

Darüber hinaus tritt heute neben die kurative Behandlung zunehmend die präventive, neben die Diagnostik und Therapie organischer Krankheiten die Psychosomatik wie auch die Berücksichtigung der Wirkungen von Gesellschaft und Arbeitswelt auf die Gesundheit. Dieser Wandel bedingt die Notwendigkeit frühzeitiger Gesundheitsbildung und Aktivierung des Noch-Gesunden. Es kommen also nicht nur Kranke zur Kur, sondern in zunehmenden Maße Gesunde, die im modernen Heilbad neben der Aufklärung über die ihre Gesundheit beeinflussenden Risikofaktoren auch eine individuelle Gesundheitsberatung und Gesundheitserziehung erwarten.

Dabei ist dies gar nichts so bewegend Neues. Schon die griechische Antike erkannte dem Gesundheitsbegriff einen eigenen Stellenwert zu und stellte neben die Therapie pathologischer Zustände die »Diaita«, die gesunde Lebensführung, als Garant der Gesundheit. Die Feststellung des Hippokrates, daß Vorbeugen besser sei als Heilen und daß man die Menschen zu einer gesunden Lebensführung veranlassen müsse, ist also – wie Sie sehen – keineswegs ein Novum unserer Epoche. Allerdings mußten diese Gedanken in unserem so einseitig ausgerichteten Gsellschaftssystem wieder Raum gewinnen, denn unser ganzes Wohlfahrtstaat-Prinzip hängt ja nicht allein von der Hochleistung der Technik, sondern ganz entscheidend mit von intakten, verantwortungsbewußten Menschen wie von ihrer intakten Umwelt ab. Alle Überlegungen in dieser Richtung kulminieren z.Zt. in dem vorwiegend von Ärzten gegründeten »Institut für Gesundheitsbildung«, das hier in Bad Mergentheim vor wenigen Wochen seine Arbeit aufnahm. Es will dazu beitragen, daß die Verhaltensfehler im täglichen Leben, vor allem Bewegungsarmut, falsche Ernährung, Mangel an mitmenschlichen Beziehungen, Unkenntnisse der Gefahren aus schädigenden Umwelteinflüssen aufgedeckt und neue Verhaltensweisen eingeübt werden.

Doch möchte ich es bei dieser Andeutung belassen und zum Schluß kommen.

Ich habe versucht, Ihnen die Wandlungen des Berufsbildes Kurarzt etwas näher zu bringen und mußte dabei auch die Krise der modernen Medizin mit ansprechen. Doch – wenn ich nun noch einmal zurückdenke – so meine ich fast, daß ich hinter den Untertitel meines Referats »Vom Wandel eines Berufsbildes« ein Fragezeichen setzen sollte. Denn: Hat sich das Berufsbild gewandelt? – Sicher, mit den Zeiten ändern sich die Menschen, ändern sich die Krankheiten, ändern sich Ansichten; doch die Aufgabe, vor die sich Ärzte wie Kurärzte gestellt sehen, den Menschen ihre wahren Leiden heilen zu helfen, ist immer die gleiche geblieben, ja, vielleicht in unserer Zeit notwendiger denn je. Um dies zu unterstreichen, möchte ich zum Schluß noch einmal Peter Bamm zitieren: »Was wir heute brauchen, ist ein neues Denken, eine neue Toleranz, neue Bescheidenheit, neue Mannigfaltigkeit, neue humanitas. Die Quelle aber, aus der der Arzt seine helfenden Kräfte beziehen kann, ist allein seine eigene Frömmigkeit dem Leben gegenüber, seine eigene auf Erfahrung und Wissen, auf Beobachtung und Teilnahme beruhende Harmonie, seine eigene humanitas.«

Beiträge aus der Diskussion

Zu den Referaten von Kuno Ulshöfer, Wolfgang Sàlat, Kurt Leipner, H. Martini

Störmer: Herr Leipner hat am Beispiel Stuttgart deutlich gemacht, welcher Wandel im Verhältnis der städtischen Öffentlichkeit zur Krankheit im ausgehenden 18. Jh. eingetreten ist. Dies ist doch ein beachtliches Phänomen. Man sieht hier um so deutlicher, wie epochemachend schon im Mittelalter mit der Stadtgründung auch die Spitalgründungen gewesen waren und nun in der Zeit vom 18. zum 19. Jh. ein ganz neues Verständnis der Behandlung von Krankheiten im Krankenhaus bzw. im Spital sich entwickelt. Welche Rolle spielen eigentlich die Aufklärer in diesem neuen Verständnis zur Bewältigung von Krankheiten? Haben wir, speziell am Beispiel Stuttgart, Aufklärer in der Stadt, die an der Krankenhausplanung aktiv mitgewirkt haben? Soweit ich informiert bin, spielen beispielsweise in der Bischofsstadt Würzburg die Aufklärer eine erhebliche Rolle für die Neueinrichtung und Ausweitung von Spitälern. Hier ist schon durch die Gegenreformation eines Julius Echter ein neuer Typ eines Spitals entstanden mit Hilfe aufgelöster Klöster; interessanterweise gerade durch einen Aufklärer im 18. Jh. und wiederum durch aufklärerische Bischöfe werden Medizin und Krankenhauswesen in Würzburg reformiert.

Frage an Herrn Sàlat: Welche Rolle spielt die romantische Medizin im Hinblick auf die Frühzeit des Badearztes? In München hat sich beispielsweise eine ausgeprägte romantische Medizin breitgemacht. Die Zitate, die Herr Sàlat brachte, deuten gewissermaßen auch darauf hin, daß die Romantik diese Kur- bzw. Bademedizin mit befruchtet hat.

Laubenberger: Zum Phänomen der romantischen Medizin möchte ich Ihnen einen Kronzeugen aus dem frühen 19. Jh. nennen: den liberalen Professor für Rechts- und Staatswissenschaft, Carl Wenzeslaus Rodecker von Rotteck. Sein Vater, Medizinprofessor an der Freiburger Universität, wurde wegen seiner Verdienste um die leidende Menschheit – er hat als Protomedicus der Österreichischen Vorlande bei einer Epidemie sehr hilfreich gewirkt – von Kaiser Josef II. in den erblichen Adelsstand erhoben. Sein Sohn Carl hat nicht Medizin studiert, sondern Jura. Er war zunächst auf den ordentlichen Lehrstuhl für Philosophie berufen worden und erst später auf den Lehrstuhl für Rechts- und Staatswissenschaften. Der 23jährige Philosophieprofessor wurde plötzlich schwer krank, so krank, daß man ihn bei der Universität aufgegeben hatte und ernsthaft die Nachfolge auf seinem Lehrstuhl erörterte. Zwei Jahre lang wurde er von mehreren Ärzten behandelt, legte aber schließlich alle Arzneien beiseite, weil sie nichts halfen. Schließlich ging er, ein Kind der Aufklärung und ein Jünger Rousseau's, in die Natur zurück, in sein Rebgut am Schloßberg und begann dort zu arbeiten. Die körperliche Anstrengung der Arbeit in der frischen Luft weckte nach Rottecks Auffassung Abwehrkräfte, und der Kranke wurde wieder völlig gesund. Das Fazit, das Rotteck als Nichtmediziner aus allen ärztlichen Bemühungen um seine Gesundheit zog, war, daß er sagte: »Als ich von den Ärzten befreit war, wurde ich gesund.«

Reuter: Die beiden seit dem 13. Jh. bestehenden Wormser Spitäler lagen in der südlichen (Heilig-Geist-Spital) und nördlichen (Heilig-Grab-Spital oder Elendenherberge) Vorstadt. Da das Domkapitel Rechte auf das Heilig-Geist-Spital geltend machte, förderte die Stadt die Elendenherberge. Der Streit erledigte sich, als im Dreißigjährigen Krieg das Heilig-Geist-Spital zerstört und nicht wieder aufgebaut wurde. Anstelle der zu kleinen Elendenherberge ließ der lutherische Rat 1772 inmitten der Stadt ein »Neues Spital, Waisen- und Armenhaus« errichten. Während der Zugehörigkeit von Worms zu Frankreich (1798–1814) fundierte die französische Administration das Spital durch eine auf Liegenschaften basierende Hospitalstiftung. Da dieser Fonds auch die Alten- und Armenpflege mittragen mußte, ergab sich im späten 19. Jh. die Notwendigkeit, Krankenpflege einerseits und Altenversorgung andererseits organisatorisch und finanziell zu trennen, ein Vorgang, der sich bis 1902 hinzog. Die Trennung von Altersheim und Krankenhaus hatte für das Stadtbild Bedeutung, da sie zur Neuerrichtung eines Krankenhauses im Pavillonstil 1885–1888 am damaligen Stadtrand führte. Medizinisch wie von der Reputation der Anstalt her führte dies zugleich zu einer ganz neuen Entwicklung.

Maschke: Zu Herrn Störmer: In der Tat ist die Wandlung im Zuge der Aufklärung eine wesentliche Voraussetzung für die Entwicklung, wie wir sie hier kennengelernt haben. Am deutlichsten ist das, soviel ich weiß, in Frankreich zu erfassen, wo durch die Aufklärung bzw. durch die Naturwissenschaften nicht nur eine sekundäre Medizin einsetzt, sondern das Verhältnis der Bevölkerung, und gerade des kranken Menschen, sich verändert, indem sich die Einstellung gegenüber dem Quacksalber, dem »Chirurgen«, verändert. Die Bereitschaft zur Heilung auf einer exakten naturwissenschaftlichen Grundlage wächst. Hier ist das Gesamtgedankengut der Aufklärung auch für das Verhalten des Patienten deutlich zu fassen.

Leipner: Zu Herrn Prof. Maschke und Herrn Störmer: In Württemberg hat auf jeden Fall die 1770 von Herzog Karl Eugen gegründete Karlsschule eine ganz bedeutende Rolle gespielt, auch bei der Intensivierung der medizinischen Betreuung. Die Karlsschüler haben hier auch regelmäßig Leibesübungen betrieben. Die medizinische Fakultät gehörte zu den »alten« Fakultäten. Schiller, ihr berühmtester Schüler, ist z. B. auf dieser Anstalt als Arzt ausgebildet worden, ein anderer bedeutender Zögling war Cuvier. Die Karlsschule ist in ihrer Bedeutung eine noch gar nicht so richtig erkannte und daher wohl auch zu wenig gewürdigte Einrichtung. Hier sind in Württemberg aufklärerische Gedanken durchaus faßbar, die sich auch auf die medizinische Ausbildung ausgewirkt haben. Die Mediziner, die dort ausgebildet worden sind, hatten einen ausgezeichneten Ruf. Viele Ärzte, die von der Karlsschule gekommen sind, sind auch in Stuttgart tätig gewesen.

Zu Herrn Reuter: In Stuttgart bestand nach der Gründung des Katharinen-Hospitals das alte Hospital, nun allerdings unter dem Namen Bürgerhospital, weiter. Dieses Hospital war 1536 in das einzige – in der Reformation aufgehobene – Kloster (Dominikaner), das Stuttgart hatte, verlegt worden. Dort sind weiter alte Leute aufgenommen worden, Arme, aber auch Reiche, die sich dort eingekauft hatten, also keine eigentlich kranke, sondern alte und nicht mehr berufsfähige Menschen. Es kamen dann dorthin aber auch Geistes- oder Gemütskranke, also Personen, die man irgendwie isolieren wollte. In den 90er Jahren (1892–94) hat das Bürgerhospital dann einen großzügigen neuen Bau bekommen.

Ulshöfer: Zum medizingeschichtlichen Aspekt möchte ich auf die Arbeiten von Ariès, die jetzt auch in deutscher Sprache erschienen sind, hinweisen. Er und besonders seine Mitstreiter haben das ganze Umfeld auf demographischer Basis untersucht und vor allem die Problematik Krankheit und Tod und auch Heilung im Bad, in der Kur usw. behandelt (zuletzt Philippe Ariès: Geschichte des Todes. München/Wien 1980; vgl. dazu Arthur E. Imhof [Hrsg.]: Biologie des Menschen in der Geschichte. Beiträge zur Sozialgeschichte der Neuzeit aus Frankreich und Skandinavien. Stuttgart 1978).

Der Beruf des »Kurarztes« ist ein uralter Berufsstand. Die Badenfahrten in Mittelalter und Neuzeit gehörten zu den »Hauptannehmlichkeiten« des Lebens (A. Martin: Deutsches Badewesen in vergangenen Tagen. 1906). »Kurärzte« verdienten viel Geld, denn, wie Petrarca sagte, »der Pöbel kann eher Philosophieschulen und das Zingulum der Ritter missen als Bäder und Metzger« (Francesco Petrarca übrigens gab nicht viel auf die ärztliche Kunst seiner Zeit, wie u. a. aus einem Brief an einen Freund hervorgeht: »Ich weiß dein Krankenbett von Ärzten belagert; dies ist für mich ein erheblicher Grund zur Furcht!«). Im allgemeinen aber schätzte man die Badekur sehr.

Es gibt viele positive Schilderungen von Badenfahrten; der von Gicht und Hämorrhoiden geplagte Poccio Bracciolini beschreibt enthusiastisch die Schwefelquellen von Baden in der Schweiz und das »ungebundene Badeleben«. Der »Kurarzt« damals war natürlich Bader und Chirurg; erst seit dem Aufkommen der naturwissenschaftlichen Medizin und der wissenschaftlichen Balneologie ist er akademisch ausgebildeter (Kur- und Bade)arzt.

Sàlat: Mit der Frage der romantischen Medizin habe ich mich nicht sehr beschäftigt. Ich möchte dazu wenigstens ergänzen, daß ja auch der Pfarrer Kneipp gewissermaßen revolutionierend auf den ganzen Medizinbetrieb gewirkt hat. Er hat wirklich als einer der ersten die Naturheilmethoden wieder eingeführt mit Wasser, mit Luft, mit Gymnastik. Er hat eigene Erfahrung so weit ausgebaut, daß ein Großteil der ganzen modernen Kurmedizin auf diesen Erkenntnissen beruht.

Worauf es mir in meinem Referat auch ankam, war, zu zeigen, daß wir heute in der ganzen naturwissenschaftlich geprägten Medizin, die ja 200 Jahre vorherrschend war und natürlich ausgezeichnete Ergebnisse und Fortschritte in der Medizin gebracht hat, an einer gewissen Grenze angekommen sind, weil der Mensch eben keine Maschine ist. Die ganze Entwicklung ist in diese Richtung gelaufen, daß man meint, daß man alle Krankheiten, die erkennbar sind, auch heilen kann und heilen sollte. Man merkt aber jetzt, daß das nicht möglich ist, daß der Mensch eben auch sterblich ist, daß er nicht wie ein Motor mit ständig neuen Ersatzteilen am Leben erhalten werden kann. Auch die Kostenfrage spielt dabei eine große Rolle. Hier muß ein Umdenken erfolgen. Das schlechteste Beispiel ist für mich der Generallissimus Franco, der mit modernsten Methoden aus Staatsgründen mit Gewalt am Leben erhalten wurde. Hier sieht man, wie weit die moderne Medizin gehen kann, wenn sie die Menschlichkeit vernachlässigt. Man kann alles behandeln, aber es ist die Frage, ob man auch alles behandeln muß oder ob der Mensch nicht auch das Recht hat, mit seiner Krankheit zu leben, und auch ein Recht hat auf seinen eigenen Tod.

Doch noch einmal zurück zum Kur-Wesen: Als Glosse möchte ich anfügen einen Artikel aus dem Jahre 1857, in einer balneologischen Zeitung veröffentlicht: »Prüfen wir genau den Gesundheitszustand in den minderbegüterten Ständen, so stellt sich heraus, daß derselbe vor der Einrichtung der deutschen Eisenbahnen ungleich günstiger gewesen ist und sich mit der Anlage jedes neuen Schienenstranges sichtlich verschlechtert. Als man die Badeorte noch per Post oder mit Hilfe von Lohnkutschern bereiste, waren die Krankheiten, welche eine Behandlung durch Heilquellen oder warme Bäder erforderten, nur in den höheren Ständen heimisch und höchst selten waren ärmere Individuen so unglücklich, an dergleichen aristokratischen Übeln zu leiden. Seit man jedoch für eine geringe Summe binnen höchstens 24 Stunden die äußersten Grenzen Deutschlands, die letzten Wald- und Feldwinkel, wo die Natur ihr Wasser destilliert, erreichen kann, sind auch alle Rang- und Standesübel Contagien und auf die gewöhnlichsten Naturen übergegangen.«

Sydow: In Tübingen läuft die Entwicklung der Medizin genau umgekehrt, und zwar schon seit Jahrzehnten. Tübingen hat natürlich sein mittelalterliches Spital gehabt, es hat sein Sondersiechenhaus vor den Mauern der Stadt und seit dem 17. Jh. ein Lazarett gehabt, selbstverständlich neben dem Universitätslazarett. 1909 ist im städtischen Spital der Stadt ein städtisches Krankenhaus eingerichtet worden, während im Sondersiechenhaus nur das Altersheim betrieben wurde. Dieses städtische Krankenhaus wurde in einem Vertrag mit dem Lande Württemberg 1923 aufgehoben zugunsten des Staates. Der Staat übernahm das Krankenhaus und die Verpflichtung, in Zukunft für die Krankenhausunterbringung der Bürger von Tübingen zu sorgen ohne eine Ersatzleistung der Stadt. Deswegen hat Tübingen kein städtisches Krankenhaus. Das alte Oberamt hat sich sehr schnell angeschlossen. Dadurch hat auch der Landkreis Tübingen kein Kreiskrankenhaus, sondern die Universitätskliniken von Tübingen sind zugleich städtisches Krankenhaus und Kreiskrankenhaus von ihrer Aufgabenstellung her.

Martini: Ich weiß, daß die Stadt Ulm im Begriff ist, mit dem Land Baden-Württemberg zu verhandeln, um ihr Krankenhaus zu verstaatlichen. Wenn das geschieht, dann ist das historisch gesehen ein Vorgang, der sich schon oft ereignet hat. In den 50er Jahren war es z. B. so in Frankfurt. Damals waren die dortigen Universitätskliniken kommunal, sie sind jetzt Universitätskliniken des Landes Hessen. Wir haben in Herrn Sydows Diskussionsbeitrag gehört, daß es offensichtlich auch in Tübingen eine Teilverstaatlichung eines kommunalen Krankenhauses gibt. In Mannheim haben wir die feste Absicht, die Städtischen Krankenanstalten dem Lande Baden-Württemberg nicht zu übergeben, sondern es bei dem jetzigen Rechtszustand zu belassen: die Krankenanstalten werden von der Stadt getragen und die Universität Heidelberg ist in den Krankenanstalten Gast mit einer medizinischen Fakultät. Der Gemeinderat der Stadt Mannheim hat seit dem 1.1.1980 auch eine sprachliche Folgerung bei der Namensgebung gezogen. Wir nennen unser Krankenhaus seitdem nicht mehr »Städtische Krankenanstalten«, sondern – wir wollten auch vom Anstaltsbegriff wegkommen – wir nennen das Krankenhaus, das am Neckar gelegen ist, »Klinikum der Stadt Mannheim«. »Klinikum« soll bedeuten, daß es eine universitäre Einrichtung ist, aber »der Stadt Mannheim« soll bedeuten, daß die Stadt Träger und Betreiber ist. Wir wollen unser Krankenhaus »Das Klinikum der Stadt Mannheim« u.a. deswegen behalten und weiter betreiben, damit neben Lehre und Forschung die Krankenversorgung nicht zu kurz kommt. Freilich ist eine Kommune in einer Zwickmühle. Auf der einen Seite bringt die Hineinnahme des Universitären eine qualitative Verbesserung. Bei der Anwerbung von Ärzten ist eine derartige universitäre Einrichtung in vielerlei Hinsicht attraktiver als ein kommunales Krankenhaus. Auf der anderen Seite ist nicht zu übersehen, daß eine solche Einrichtung manchmal Lehre und Forschung in der Rangfolge sehr hoch ansiedeln kann. Aber wenn diese Verbindung eingegangen wird zwischen der Universität einerseits und der Stadt andererseits, so ist es Sache der Stadt, darauf zu achten, daß nicht Lehre und Forschung vorrangig betrieben wird, sondern mit Vorrang Krankenversorgung. Ich meine, daß unser kommunales Krankenhaus in der Einschätzung bei der Bevölkerung durch die Hineinnahme einer medizinischen Fakultät gewonnen hat.

Sàlat: Seit wann geht man in ein Krankenhaus und warum?

Es war früher so, daß die Krankenhäuser – etwas flapsig ausgedrückt – nicht gerade beliebt waren, denn dort konnte es einem passieren, daß man rascher als sonst starb. Der Arme, der auf dem Lande lebte und deshalb nicht ins Krankenhaus kommen konnte, oder der ganz Vermögende, der sich seinen Arzt ins Haus kommen ließ, blieben – wenn sie Glück hatten – am Leben, während der Minderbemittelte, der in die Enge und Unhygiene des Krankenhauses mußte, dort oft sehr schnell starb. Man hatte ja, ehe man etwas von Krankheitserregern wußte, keine Vorstellung von Hygiene, da konnte ein Arzt noch so tüchtig sein. Sie kennen ja alle den Namen Ignaz Semmelweiß, der das Kindbettfieber erkannte. Er war einer der ersten, die wirklich das moderne Krankenhauswesen verändert haben. Die Studenten und Ärzte z.B. gingen früher oft morgens zum Sezieren und anschließend in den Entbindungssaal, so daß man sich vorstellen kann, wie verheerend sich so etwas ausgewirkt hat. Die Frauen fürchteten sich sehr vor einer Entbindung im Krankenhaus, während auf dem Lande die Entbindungen meistens komplikationslos vonstatten gingen.

Heute ist das Krankenhaus aus anderen Gründen nicht beliebt: Man fürchtet die Anonymität, den technischen Perfektionismus; der Verwaltungsaufwand nimmt immer mehr zu, der Patient wird zur Nummer. Entscheidend wird sein, ob es gelingt, neben all dem technischen Aufwand – der wichtig ist – die Seele des Patienten, seine individuellen Sorgen, seine Persönlichkeit nicht zu vergessen.

Ähnlich ist es heutzutage bei den Kuren. Es bestand der Trend, riesige Kur-Kliniken zu schaffen, weil man glaubte, so billiger und effektiver zu wirtschaften und den Patienten besser motivieren zu können. Heute erkennt man, daß diese Häuser im wesentlichen teurer arbeiten als kleinere, von der Verschandelung der Umgebung mit all den entsprechenden Folgen einmal abgesehen. Darüber hinaus sind diese »Gesundheitsfabriken« – wen wundert es – bei den Patienten sehr unbeliebt. Natürlich wird in den großen Kur-Sanatorien auch viel wissenschaftlich gearbeitet, doch was den eigentlichen Nutzen für den Patienten angeht, so ist dieser in kleineren Häusern mit ihrer privaten Atmosphäre, mit ihrer persönlichen Ansprache, oft besser. Wir Ärzte haben den Eindruck, daß sich da in den kommenden Jahren – schon aus Kostengründen – einiges ändern wird, daß wohl ein Umdenken erfolgen wird. Dies unter anderem auch bedingt durch die Erkenntnisse der fernöstlichen Medizin, die ja ebenfalls sehr erfolgreich ist, obwohl sie ganz anders an den Patienten und an seine Krankheiten herangeht. Möglicherweise wird durch die Verbindung und durch die gegenseitige Befruchtung dieser Kulturkreise und der sich daraus entwickelnden Medizin viel Gutes für uns alle erwachsen.

Zum Referat von Frau Stettler

Elias: Sie haben ausgeführt, daß in Bern die Oberschicht sehr stark von der Pest in Mitleidenschaft gezogen wurde. Dies scheint mir untypisch zu sein, weil die Pest doch sonst stärker in den Unterschichten grassierte. Können Sie uns zahlenmäßig angeben, inwieweit die anderen Bevölkerungsschichten der Stadt von dieser frühen Pestwelle betroffen wurden?

Stettler: Ich habe keineswegs gesagt, daß die Pest von 1628 ausschließlich die oberen Stände betroffen habe. Zwar zeigt der Tod des regierenden Schultheißen sowie derjenige von 42 Räten und 19 Landpfarrern, daß die Seuche auch in den oberen Ständen ihre Opfer forderte. 43 Räte einschließlich des Schultheißen ergeben rund 20 % der nominellen Berner Obrigkeit – man kann diese Zahl hoch finden –, doch auf die ganze Stadtbevölkerung umgeschlagen bedeutet dies weniger als 1 %. Man muß annehmen, daß auch Familienangehörige dieser Räte an der Pest verstorben sind, so daß der Ratsherrenstand selbstverständlich zu mehr als 1 % der Gesamtbevölkerung betroffen war. Dennoch reicht diese Zahl keineswegs aus, um auf Pesterkrankungen ausschließlich oder vorwiegend in der Oberschicht zu schließen.

Vielmehr war es umgekehrt. Die Pest herrschte vorwiegend in der Unterschicht. Da wir leider keine detaillierten Angaben besitzen, müssen wir auf Indizien achten. Ein solches wäre, wie erwähnt, die recht auffällige Untätigkeit der Obrigkeit in den ersten Seuchenmonaten: Krankheit der unteren Stände war kein Politikum, sie war Privatsache der Betroffenen. Ein weiteres Indiz ist der Pestratgeber, der 1628 im Manuskript zirkulierte. Da man annehmen muß, daß eher nur die oberen Stände lesen konnten, wendet sich dieser Nothelfer trotz Massenerkrankungen wieder nur an die Oberschicht.

Schnurrer: Zur erwähnten Pestschrift, die 1628 von einem Stadtphysikus zusammengestellt worden ist: Wurde sie wirklich nur geschrieben, um den Mitgliedern höherer Stände zur Verfügung zu stehen, weil eben nur sie lesen und schreiben konnten? Das erscheint mir etwas fragwürdig. Ich erinnere mich an eine Pestschrift des Rothenburger Stadtphysikus Georg Hamberger, ungefähr um 1565, die nicht in Buchform, sondern als großformatiges Plakat erschienen ist, ganz offensichtlich zu dem Zwecke, öffentlich angeschlagen zu werden, so daß jedermann oder doch mindestens die größere Mehrheit der Stadtbevölkerung die entsprechenden Anordnungen genau lesen oder sich vorlesen lassen konnte.

Stettler: Es ist tatsächlich schwierig, über die Alphabetisierung der Stadtbevölkerung 1628 etwas auszusagen. Lesen konnten vielleicht nicht nur die oberen Stände, das stimmt. Auch ist dieser Pestratgeber nicht ein Schreiben, das sich nur etwa an Ärzte richtete. Aber die Vorbeuge- und Heilmittel, die darin empfohlen werden, waren nur gegen teures Geld in der Apotheke zu kaufen. Das einfache Volk griff zu viel billigeren Mitteln wie Wacholder, und überhaupt zu einheimischen Pflanzen. Ich möchte mich nicht darauf festlegen, wer den Ratgeber gelesen und befolgt hat. Es ist andererseits aber auffällig, daß Schultheiß und Räte sich bis zum Ende des 17. Jhs. nicht schriftlich ans Volk wenden. Erst seit Anfang des 18. Jhs. läßt die Obrigkeit Plakate anschlagen.

Eitel: Bei der Untersuchung des Verlaufs der Pestepidemie von 1611 und auch der anderen Pestepidemien des späten 16. und des 17. Jhs. ist mir bei mehreren Städten, z. B. Konstanz, Ravensburg und Isny, aufgefallen, daß während der Pest die Mitglieder des Rates und andere Angehörige der Oberschicht die Stadt möglichst verlassen haben. Sie haben sich außerhalb des eigentlichen Pestgeschehens aufgehalten, was dann zur Folge hatte, daß vielfach keine Ratssitzungen mehr abgehalten wurden. Nun haben sie interessanterweise für Bern eine gegenteilige Beobachtung gemacht. Sie haben zwar bei der Pestepidemie von 1628 darauf hingewiesen, daß der Berner Rat verhältnismäßig untätig war. Aber offensichtlich beruhte diese Untätigkeit nicht darauf, daß er nicht mehr zusammentrat, sondern daß er zunächst noch nicht wußte, wie er sich gegenüber dieser Epidemie verhalten solle. Haben die Berner Ratsmitglieder den Ort des furchtbaren Geschehens nicht verlassen?

Stettler: Ja, es ist von anderen Orten bekannt, daß die oberen Stände bei Pestausbrüchen häufig geflohen sind. Die Berner Obrigkeit war zwar in Pestangelegenheiten untätig, aber geflohen ist sie nicht. Die Ratssitzungen haben trotz der Seuche bei voller Präsenz wie üblich täglich stattgefunden. Es wurden alle möglichen Angelegenheiten beraten, über die Pest wurde eigentümlicherweise nicht viel diskutiert. Der Rat wurde nach einem Todesfall auch sogleich ergänzt. Auch der verstorbene Schultheiß, Anton von Graffenried, wurde sofort ersetzt. Es hat in Bern immer einen Stellvertreter des Schultheißen gegeben, der automatisch das Amt übernehmen konnte, so daß wir anhand der Ratsprotokolle nicht feststellen können, wann genau dieser Schultheiß verstorben ist. Eines Tages ist sein Name gestrichen und der seines Stellvertreters eingeschrieben. Offenbar ist er vom Ratsschreiber erwartet worden, der die Präsenzliste schon vor Beginn der Sitzung erstellt hat. Als der Schultheiß dann nicht erschien, strich man seinen Namen.

Wenn man sich überlegt, weshalb der Tod des Staatsoberhauptes nicht einmal explizit in der Ratssitzung erwähnt worden ist, könnte man als reine Arbeitshypothese sagen, er sei geflohen; die Flucht sei ein derartiger Skandal gewesen, daß man im Rat lieber darüber geschwiegen habe. Hier müßte man weitere Forschungen anstellen. Vielleicht sind diesbezügliche Familienakten vorhanden. Aber wenn man die kleinräumigen eidgenössischen Verhältnisse in Betracht zieht, wäre es verwunderlich, wenn ein solcher Skandal nicht bekannt geworden wäre.

Daß die drei Stadtärzte durch die ganze Seuchenzeit in Bern waren, ist verbürgt. Die Pfarrherren waren ebenfalls zur Stelle.

Als mögliche Erklärung, warum die Berner Obrigkeit nicht geflohen ist, weise ich auf eine Kontroverse hin, die Ende des 16. Jhs. zwischen den Pfarrherren von Bern und denjenigen von Lausanne stattfand. Bern war kirchenadministrativ Lausanne übergeordnet. Die Berner Pfarrherren hatten diejenigen von Lausanne getadelt, weil sie in jener Pestzeit untätig geblieben waren und das Gebot der christlichen Nächstenliebe vernachlässigt hatten. Es kann sein, daß sich diese Zurechtweisung noch 1628 auf die Mentalität der Obrigkeit ausgewirkt hat.

Anfang des 17. Jhs. besteht in Bern bei der Pestbekämpfung ein gewisses Gleichgewicht zwischen religiösen und rational begründeten Maßnahmen. Ende des 17. Jhs. sind die religiösen Zeremonien so sehr in den Hintergrund getreten, daß sogar auf den Befehl zu häufigerem Kirchenbesuch verzichtet worden ist; und dort begnügte man sich mit einer Gebetsformel. Im 18. Jh. hören wir von religiösen Zeremonien zur Pestbekämpfung nichts mehr. Die Religion ist nun in Pestdingen gewissermaßen zur Privatangelegenheit geworden.

In Bern, als einer protestantischen Stadt, sind die religiösen Zeremonien an sich sowieso relativ farblos gewesen, wenn man sie mit solchen in katholischen Regionen vergleicht. Ich weiß im einzelnen nicht genau, wie sich solche Zeremonien in Österreich abgespielt haben. Dort herrschte die Pest noch durch das ganze 18. Jh., während sie in Westeuropa bereits erloschen war. Ich kann mir nun denken, daß mit der Gegenreformation und der ganz allgemeinen Farbigkeit des Barocks gerade eben die Pestzeremonien wieder stärker in den Vordergrund getreten sind.

Athanasius Kircher hat seine Pestforschungen mit dem damals ziemlich neu erfundenen Mikroskop gemacht. Er hat das Blut Pestkranker abgezapft und darin kleine »Würmer« gesehen, die er als Pesterreger bezeichnete. Es sind rote Blutkörperchen gewesen, was er da gesehen hat, wie wir vermuten, wenn wir mit heutigen Kenntnissen und damaligen Geräten das Blut solcher Kranker anschauen. Trotzdem hat Kircher gesagt, solche »Würmerchen« verursachten die Pestkrankheit. Das hat die Forschung in die Richtung gedrängt, immer kleinere Organismen als Erreger zu suchen, bis schließlich Alexandre Yersin die sogenannte Yersinia pestis als Erreger der Beulenpest entdeckte.

Baer: Im Bestand Ratserlasse des Augsburger Stadtarchivs befindet sich ein Mandat über hygienische Maßnahmen und das Verhältnis der Bürger zu Pestzeiten vom Jahre 1628, das für seine Zeit recht fortschrittlich und weitreichend ist.

Von den Gassenhauptleuten sollen alle Kranken den Ärzten gemeldet werden, und niemand darf sich vor Ablauf einer Frist von vier Wochen aus der Quarantäne begeben. An einem Hochzeitsmahl dürfen allenfalls 24 Personen teilnehmen, und es darf nur eine Mahlzeit verabreicht werden. Ansonsten besteht ein generelles Versammlungsverbot. Eheleute, deren Ehegatten gestorben sind, dürfen erst nach einer Frist von einem halben Jahr wieder heiraten. Kleider von Kranken zu benützen, ist nicht nur verboten, sie sind vielmehr zu verbrennen. Streng verboten sind auch das Waschen an städtischen Brunnen, das ungebührliche »Ausschütten« und das Halten von Schweinen.

Die Pest der Jahre 1627/28 dezimierte die Augsburger Bevölkerung in furchtbarster Weise. Die Einwohnerzahl, die zu Beginn des Dreißigjährigen Krieges mit über 30000 Einwohnern ihren Höchststand erreicht hatte, sank im Verlauf des Krieges um fast die Hälfte. Allein im Jahre 1628 standen 1106 Geburten und 416 Hochzeiten 9611 Todesfällen gegenüber.

Katzinger: Zur Flucht der Konstanzer Obrigkeit vor der Pest wäre zu sagen, daß diese in der zeitgenössischen Pestliteratur als das beste prophylaktische Mittel (nach dem Prinzip: *mox longe tarde*) schlechthin angepriesen wird. Allerdings gab es hier Ausnahmen, wie ein Dr. Spenholz, der 1634 in Amberg und später in Oberösterreich gewirkt hat, in seinem Pestbüchlein anführt[1]. Nicht fliehen dürfen Eheleute voneinander, Eltern vor den Kindern, Geistliche, Ärzte und geschworene Hebammen und auch nicht die sogenannte Obrigkeit.

Frau Stettler vermutet, daß die Pestordnung von 1628 für die Obrigkeit ist. Von Oberösterreich her ist dies zu unterstreichen, denn in der Regel kann sich die Masse der Menschen jene Arzneien, die in den Pestbüchlein empfohlen sind, gar nicht leisten. Und ein zweites spricht dafür: Eine besonders für die Armen herausgegebene Infectionsordnung aus dem Pestjahr 1649 empfiehlt in erster Linie Maßnahmen, die nichts oder wenig kosten. Als das Allheilmittel Theriak mußte bei den Bauern der Knoblauch dienen. Auch gab es bei der Epidemie 1679 den Versuch, mit einem übrigens anonym erschienenen Pestbüchl, auch auf die ärmere Bevölkerung einzugehen[2].

Übrigens konnte die Bevölkerung auf dem Land die gedruckte Infectionsordnung natürlich nicht lesen, sie wurde selbstverständlich von den Kirchenkanzeln verlautbart.

Da die Armen mit schlechteren Medikamenten versorgt waren und auch ihre hygienische Vorsorge wesentlich geringer war, mußten von ihnen auch mehr sterben.

Es wäre aber nicht nur interessant festzustellen, wieviele Arme und wieviele Reiche gestorben sind, sondern vor allem auch, wieviele geheilt werden konnten. Denn ganz so erfolglos, wie es die Medizingeschichte darstellt oder wie es die moderne Ärzteschaft gern haben möchte, waren ihre Kollegen aus der Zeit der medizinischen Finsternis nicht. Im zitierten Werk von Spenholz steht, daß er 1634 in Amberg 173 Personen retten konnte (31 Männer, 86 Frauen, 56 Kinder). Auch Paul de Sorbait, der bekannte Wiener Arzt, behauptet, bei der Epidemie von 1679 etliche gerettet zu haben[3]. Fairerweise wären hier ebenfalls Statistiken zu erarbeiten. Gerade bei Sorbait steht z. B., daß schwangere Frauen besonders geringe Chancen hatten, wieder zu gesunden.

Stettler: Die Zahl der Davongekommenen ergibt sich aus der Bevölkerungszahl abzüglich der Mortalität, die allerdings von Epidemie zu Epidemie schwankte. Davongekommen sind – ganz grob gesprochen – jeweils 20 bis 70% der Bevölkerung, sei es, daß sie gesund geblieben oder genesen sind. Das Verhältnis der Erkrankten zu den Verstorbenen allerdings (Letalität) kann ohne Gesundheitsstatistik nur global geschätzt werden. Der Arzt Felix Platter (1536–1614) hat als erster für die Pest in Basel 1610/11 die Letalität errechnet. Bei 6408 Erkrankten starben 3968, davonge-

1 Kurtzer und klarer Bericht / von d'Natur und Aigenschafft der grausamen abschewlichen / Tyranischen Seucht / der Pestilentz / wie dieselbige recht erkenet / ordentlich und aigentlich Curirt werden möge / sambt angehengter Praeservation... Durch Andream Spenholz, Phil: & Medicinae Doctorem, Fůrstl; Bischofl: Regenspurg: Rath.-Linz: Kürner 1639. 198 S.

2 Pest-Bůchl ... Sambt allerhand auß bewehrten Mitteln / welche von jedermånglich leichtlich auffgebracht / und angewendet werden kǒnnen. Allen und jeden / absonderlich aber den gemeinen Mann zu Nutzen. Linz: Joh. Jacob Mayr 1679.

3 Freundliches Gesprǻch / uber den betrůbten und armseligen Zustand der Kayserlichen Residentz- und Haupt-Stadt Wienn in Oesterreich ... Durch den hochberůhmten Paulum de Sorbait ... o. O. 1679, unpag.

kommen sind also 2440, ergibt eine Letalität von 62%. Als generelle Immunitätsregel gilt, daß je häufiger dieselbe epidemische Krankheit auftritt, desto geringer die Zahl der Erkrankten und Toten wird. Präzisere Zahlen, die eine Aufschlüsselung der Letalität nach Berufen usw. erlaubten, fehlen bis ins 19. Jh. Immerhin konnte E. Menolfi (Manuskript, Histor. Seminar, Univ. Basel, 1978) anhand der Mortalitätszahlen für die Kirchengemeinde Sulgen (Kanton Thurgau) für die Pest von 1629 zeigen, daß vor allem kornverarbeitende Berufe (Bauern, Müller) von der Pest betroffen waren, während Rebbauern und Taglöhner, die aus Armut keine Kornspeicher (Ratten!) besaßen, fast ganz verschont blieben.

Eitel: Eine Feststellung über die Höhe des Anteils der Pestopfer innerhalb der einzelnen sozialen Schichten ist natürlich nur dann möglich, wenn die Überlieferung so gut ist, daß man wirklich einen Gesamtüberblick über alle Pestopfer hinsichtlich ihrer sozialen Merkmale, wie Vermögen, Beruf oder auch Wohngegend, hat. In Konstanz habe ich bei der Pestepidemie von 1611 versucht festzustellen, inwieweit man differenzieren kann zwischen der Sterblichkeit in den verschiedenen Vierteln. In den dunklen, feuchten Gassen der Armeleuteviertel häufte sich die Zahl der Sterbefälle gegenüber den besseren, lichteren Gegenden, etwa um das Münster herum.

Faust: Daß die Pest als eine Geißel Gottes durch die breiteren Schichten angesehen worden ist, geht hervor durch das Aufkommen der vielen Pestblätter im 15. Jh. Im Elsaß ist eine ganze Reihe bekannt. Von dem Isenheimer Altar weiß man, daß er eine psychomatische Bedeutung gehabt haben soll. In Rufach war die Reaktion auf diese Ereignisse eine Stadtsanierung, Einführung von Wasser in die Stadt zur Reinigung. Interessant ist, wie der Einfluß von Paracelsus spürbar wird. Im 17. Jh. sieht man durch die Gründung von Todesangstbruderschaften noch die Ängste vor dieser Geißel Gottes, was die Epidemien anbelangt.

Nebenbei kommt auch schon die Verwendung von Mineralwasser auf. Man hat Belege, daß die Leute, die dieses Wasser benutzen, weniger von der Seuche angesteckt wurden. Dieses Wasser hat seine Wirkung auch noch bewiesen in der Choleraepidemie von 1853.

Zum Referat von András Kubinyi

Katzinger: Zur Anregung, ob das Vorhandensein einer Badestube etwas zur Klärung der immer noch ungelösten Frage nach dem Unterschied zwischen Markt und Stadt, bzw. natürlich auch zwischen Markt und Dorf, beitragen könne, muß aus der Sicht Oberösterreichs verneinend geantwortet werden. Das Handwerk der Bader war, seit es sich besser verfolgen läßt, etwa ab dem 16./17. Jh. in Viertelladen organisiert, d.h. nach den Vierteln des Landes. Die Badestube selbst war nicht selten Pertinenz einer Herrschaft oder einer Pfarre, wobei der rechtliche oder wirtschaftliche Status der Siedlung, in der sie sich befand, eher belanglos gewesen ist. Es gab Badstuben durchaus auch in Dörfern.

Eirich: In den vorhergehenden Referaten ist eine gewisse Differenzierung und auch eine Spezialisierung zum Ausdruck gekommen. Diese kann ich für Memmingen bestätigen. Die Kreuzherren z.B. haben in Memmingen das städtische Spital betreut, also allgemeine Krankenpflege betrieben, und besonders die zugehörige Seelsorge. Die Antoniter dagegen haben sich in Memmingen, wo sie eine Generalpräzeptorei hatten, ganz auf die Bekämpfung des Antoniusfeuers, d.h. auf den Mutterkornbrand, eine im Mittelalter sehr verbreitete Krankheit, spezialisiert. Im Laufe ihrer Tätigkeit konnten sie diese Krankheit auch ausrotten. Mit ihren Spitälern überzogen sie ganz Europa. In der Finanzierung unterschieden sie sich wesentlich von den üblichen Spitälern (über den Orden vgl. die grundlegende Darstellung von Adalbert Mischlewski). In Oberschwaben war es so, daß die üblichen Spitäler durch örtliche Stiftungen getragen wurden. Die Antoniter mit ihren Häusern haben dagegen terminiert und eine feste Terminierorganisation unterhalten.

Das Memminger Antoniterhaus ist 1215 entstanden durch eine Stiftung von Kaiser Friedrich II. Dieser stiftete das Patronat der Memminger Pfarrkirche St. Martin dem Antoniterorden als

Grundstock für das Haus. Dies sollte im Zusammenhang mit den an anderer Stelle erwähnten Bemühungen des Kaisers für Krankenpflege und Medizin gesehen werden.

Stettler: Man versucht natürlich, so gut es geht, die Moralität nach sozialen Schichten aufzuschlüsseln. Die Schwierigkeit liegt in mangelndem Quellenmaterial. An der Universität Zürich ist zur Zeit noch ein Forschungsprojekt im Gange, wo zum Teil etwas genauere Zahlen ausgewertet werden können, z. B. für den Kanton Solothurn.

Was sie über calvinistische Bevölkerungsgruppen gesagt haben, daß diese nämlich in Pestzeiten eher an Ort und Stelle geblieben sind, läßt sich auch für die protestantische Bevölkerung Berns 1628 sagen. Seit 1667 war die Flucht übrigens nur schwer möglich, weil Tore, Grenzen usw. gesperrt waren. Andererseits wissen wir von Lausanne, auch einer protestantischen Stadt, daß 1611 zahlreiche Stadtbewohner in umliegende Landhäuser und Hütten zogen. Genf schließlich, die Stadt Calvins, wurde anläßlich der Pest 1720 in Marseille, die sich nie weiter als in die Provence ausbreitete, von einer derartigen Panik ergriffen, daß die bernischen Behörden bei Nyon die Grenzen gegen die Genfer Flüchtlinge gesperrt hatten.

Aus der Schlußdiskussion

Sydow: Bei der Tagung ist m. E. etwas zu kurz gekommen. Wir haben eigentlich immer wieder nur von großen Städten gesprochen. Das ist ganz natürlich; denn da gibt es einen Stadtarzt, einen Stadtapotheker, und da gibt es alle diese ausgebildeten medizinischen Einrichtungen. Wir dürfen aber nicht vergessen, daß die größere Masse der Städte, und das betrifft gerade auch unseren deutschen Südwesten, eben aus Kleinstädten und höchstens kleinen Mittelstädten bestanden hat. Auf diese sollten wir auch das Augenmerk richten und auf die Einrichtungen der Gesundheitsfürsorge, die dort wenigstens im Ansatzpunkt vorhanden gewesen ist.

Kirchgässner: Was mich immer wieder bewegt, ist die für den Wirtschaftshistoriker naheliegende Frage: Wie leben eigentlich Städte in der Quarantäne, wie funktionieren die Lebensmittelversorgung und ähnliche Dinge mehr? Man sagt so leichthin, was für Maßnahmen hätten getroffen werden müssen, aber eine Stadt muß ja auch leben. Hier stellen sich eine ganze Reihe versorgungsmäßiger Fragen einerseits, und andererseits muß man fragen, wie man das überwachen konnte, wie der Alltag in dieser Situation funktioniert hat.

Schulz: Lassen Sie mich noch einmal kurz auf die Probleme eingehen, die sich besonders im Übergang vom Mittelalter zur Neuzeit unter dem Aspekt der Differenzierung und der Hierarchisierung der verschiedenen im Bereich der Gesundheitspflege und des Medizinalwesens tätigen Berufsgruppen ergeben. Wenn im Rahmen der Tagung besonders von Stadtapothekern und Stadtärzten die Rede war, dann ist ergänzend daran zu erinnern, daß in diesem Umfeld noch verschiedene andere Gruppen anzutreffen sind, die fast überall im Übergang vom 15. zum 16. Jh. und im Laufe des 16. Jhs. einen Prozeß der Abgrenzung untereinander und der Einengung der beruflichen Tätigkeit unterworfen sind. Ich meine damit die Bader und Wundärzte, die Barbiere und Scherer. Inwieweit wurden ihre beruflichen Kompetenzen durch die Stadtärzte und Maßnahmen des städtischen Medizinalwesens eingeschränkt oder gänzlich beseitigt? Das wäre eine Frage, die man hier vielleicht noch einmal von den unterschiedlichen Städteregionen her etwas berücksichtigen könnte. Ausdruck für die Veränderungen in dieser Zeit ist auch das Einbinden in die Zunftordnung und sogar das Einführen von Meisterstücken auf der Ebene von Badern, Wundärzten und Barbieren. Um die Berechtigung zu erhalten, in dem städtischem Gesundheitswesen weiterhin eine, wenn auch begrenzte, Funktion ausüben zu können, mußte von ihnen teilweise seit der Wende vom 15. zum 16. Jh. im zunehmenden Maße als Meisterstück durch die Beantwortung von Fragekatalogen theoretisches Wissen nachgewiesen werden. Welcher Charakter und welche Funktion ist derartigen »Meisterstücken« beizumessen?

Eine andere Frage wäre die, inwieweit sich eine andere Situation für die Stadtärzte ergibt, wenn sich eine Universität in dieser Stadt befindet. Gibt es eine Gruppenbildung der Universitätsärzte gegenüber dem städtischen Bereich, stellt sich hier auf einer anderen Ebene und in einer anderen Form auch wiederum die Frage des Berufsmonopols?

Wenn man einmal in einen anderen sozialen Bereich hineinschaut und die Sache zugleich von der anderen Seite, der der Krankheitsvorsorge und Krankenversicherung, betrachtet, dann stößt man auf die vielerorts zu beobachtenden Bemühungen der Gesellen, aus eigenem Antrieb seit der Wende vom 14. zum 15. Jh. sich in die Spitäler einzukaufen und Krankenbetten zu erwerben. Teilweise begegnet man im 16. Jh. städtischen Anordnungen, durch die derartige Zahlungen und Leistungen der Gesellen organisiert werden sollen, was gelegentlich zu heftigen Konflikten führt, weil die Gesellen diese Art der Absicherung für den Krankheitsfall nicht mehr als ihre eigene Sache betrachten, sondern als eine von oben angeordnete Leistung zurückweisen. Vielfach bleibt allerdings die z. T. in das 15. Jh. zurückreichende und z. T. noch im 19. Jh. wirksame Krankenversicherung in der Hand der Gesellen und stellt einen wichtigen Faktor im städtischen Gesundheitswesen dar.

Besonders im Anschluß an die Beiträge unserer ungarischen Kollegen drängt sich die Frage auf, ob oder in welchem Umfang die Badereise zu Heilzwecken im ausgehenden Mittelalter zunimmt und an Bedeutung gewinnt. Ich denke da an den Oberrhein. Da sind ja schon die Ortsnamen, wie Baden im Aargau und Baden-Baden nicht nur sprechende Namen, sondern sie sind durchaus auch nach den Zeugnissen des 15. Jhs. häufiger aufgesuchte Badeorte der städtischen Bevölkerung, und zwar nicht nur der Reichen, sondern gelegentlich auch, wie es die Stadtrechnungen erweisen, der verletzten oder erkrankten Stadtbediensteten, die dann eine Badereise erhalten und sich dort wieder sanieren.

Inwieweit gewinnt die private Gesundheitspflege in dieser Zeit eine zunehmende Bedeutung? Es ist gerade von Dietrich Kurze (Friedrich-Meinecke-Institut, Berlin) ein kleines Büchlein herausgegeben worden, das in die in dieser Zeit rasch anwachsende Zahl der *Regimina sanitatis* einzureihen ist. Es hat den Titel »Büchelin wie der Mensch bewar das Leben sein«. Eine mittelalterliche Gesundheitslehre in lateinisch-deutschen Versen (G. Pressler Verlag Hürtgenwald, 1980), entstanden 1460 in Michelstadt, von Nikolaus Matz, einem Domherrn zu Speyer. Darin findet man lateinische Kopfsprüche, die durch längere deutsche, in Versform ausgeführte Gesundheitsregeln in Form von Merksprüchen erläutert werden und sich offensichtlich an ein breiteres städtisches Publikum wenden. Das kann von einzelnen Hinweisen auf die richtige und wirksame Arznei bis zu den je nach Jahreszeiten zu beachtenden Verhaltensregeln gehen. Der Spruch über den November (den Monat der Tagung in Bad Mergentheim) lautet: »Im November hüte dich vor Schnupfen, nimm keine unnötigen ›Tagungsreisen‹ (richtig: Tagesreisen) vor, Baden und Beischlaf soll niemand pflegen und sich nicht zur Ader lassen« (S. 130).

Schnurrer: Die soziale Stellung der Ärzte innerhalb des Bevölkerungsgefüges einer Reichsstadt: Ich möchte daran erinnern, daß der Stadtphysikus dank seiner akademischen Bildung zu dem Kreise der Literaten *(homines literati)* gehört hat und damit zu einer Schicht, die sich als etwas Homogenes, als etwas gemeinschaftlich an Grundsätzen Verpflichtetes gefühlt hat. Das war etwas, was in der Öffentlichkeit immer wieder zum Vorschein gekommen ist, z. B. bei Kirchgängen, bei feierlichen Aufzügen. Die Rangordnung in den Städten, die die einzelnen Schichten in der Bevölkerung gegliedert haben, geben davon ein deutliches Zeugnis. Aber auch in allen Bereichen der höheren kulturellen Bemühungen der Städte spielt der Arzt neben seiner eigentlichen medizinischen Aufgabe doch eine Rolle, die kurz angesprochen werden soll.

Da gibt es z. B. den Arzt Andreas Libavius in Rothenburg, der aus Sachsen kommt, schon mit einem gewissen Ruhm als berühmter Chemiker, und der in Rothenburg das Stadtphysikat erhält. Er leistet nun aber nicht etwa nur auf diesem Gebiet Bedeutendes, sondern seine eigentliche Spezialität sieht er in einem Nebenfeld, der Chemie. Er hat damals führende Handbücher der Chemie herausgegeben und war auch der Erfinder einiger neuer Materien, z. B. des Zinksulfats; es hat von ihm den Namen *(Spiritus fumans Libavii),* wie man noch heute in Fachbüchern lesen kann. Kurz nach seiner Berufung nach Rothenburg 1591 bekommt er die Stelle als »Inspector Scholae«, d. h. als

Aufsichtshabender des Rates über das Gymnasium von Rothenburg. Er hat sich dieser Tätigkeit sehr intensiv angenommen. Als erstes hat er eine völlig neue Schulordnung erstellt, die allerdings dann wenig praktische Wirksamkeit zeigte, weil sie zu anspruchsvoll war. Seine schriftstellerische Tätigkeit bezog sich auch auf theologische Auseinandersetzungen des ausgehenden 16. Jhs. mit Jesuiten. Er war ein glänzender Latinist und hat bei allen Gelegenheiten, wie alle *Literati*, natürlich *Epicedia* geschrieben. Die ersten Leichenpredigten, die um diese Zeit gedruckt werden, beweisen das. In der Stadt Rothenburg hat er eine Position eingenommen, die beweist, daß ein Arzt eben nicht nur ein Arzt war, sondern ein humanistisch Gebildeter. Libavius ging später weg von Rothenburg nach Coburg als Rektor des dortigen Gymnasiums.

Ein anderes Beispiel ist Josaphat Weinlin aus Schwäbisch Hall (1601–1662), der ebenfalls als Arzt nach Rothenburg kommt. Aber das Gebiet, auf dem er Bedeutendes geleistet hat, war die Musik. Er war Komponist, musikalischer Begleiter auf vielen Festlichkeiten und vor allem ein hervorragender Orgelbauer. Er hat für die Hauptkirche St. Jakob eine neue Orgel errichtet, die man damals als eine der größten Wunder der Zeit in Franken gehalten hat. Später hat er noch kleinere Orgeln in andere Städte geliefert, u. a. nach Donauwörth.

An zwei Beispielen sieht man die große kulturelle Weite der Tätigkeit der Ärzte. So etwas gibt es zwar auch heute noch, aber es scheint doch mehr ein Charakteristikum der Zeit des Späthumanismus im ausgehenden 16. und beginnenden 17. Jh. zu sein.

Eine wichtige Frage, die sich aber archivalisch außerordentlich schwer beantworten läßt, ist die nach der Qualität der Stadtärzte. Über die Behandlungsmethoden wissen wir aus den üblichen Quellen sehr wenig. Einen indirekten und nicht ganz schlüssigen Beleg für die Qualität eines Arztes erhalten wir aus Physikatsakten dann, wenn er nach außen berufen wird, etwa zu benachbarten Herrschaften, zu Fürsten, in Rothenburg etwa zu den Grafen von Hohenlohe in Langenburg, in Weikersheim oder zu den Markgrafen von Brandenburg nach Ansbach. Darin zeigt sich, wie man die Kunst dieser Ärzte schätzte, weil sie den vorhandenen Leibärzten an diesen kleinen Fürstenhäusern zur Seite stehen konnten. Es gibt noch ein anderes Indiz für die Qualität, dann nämlich, wenn wir nachweisen können, daß Stadtärzte einen so großen Ruf genossen, daß man sie als Professoren an die Universitäten holte. Ich habe keine statistischen Unterlagen zur Verfügung, wieviele Stadtärzte an die Universitäten berufen worden sind, aber zwei Beispiele aus Rothenburg. 1568 wird der Rothenburger Stadtphysikus Georg Hamberger, der aus Dinkelsbühl stammt, nach 4jähriger Tätigkeit nach Tübingen berufen und hat dort bis zu seinem Tode 1599 ein medizinisches Ordinariat bekleidet. Während seiner Zeit in Rothenburg hält er am Gymnasium medizinische Vorlesungen über Sätze des Hippokrates. Das waren damals gewisse Versuche, den Ruhm des Gymnasiums zu heben, es zu einer Art Studium Generale auszubilden.

Fünf Jahre vorher, 1563, wurde Wilhelm Mögling aus Tübingen nach 10jähriger Tätigkeit in Rothenburg als Professor der Medizin nach Tübingen berufen.

Die Seite der niedrigen Heilberufe wurde nur sehr kurz angesprochen, die Hebammen z. B. und noch weiter unten die Quacksalber, die ein Negativbild des Arztberufes darstellen, die aber für die unaufgeklärte Masse der städtischen Bevölkerung von einer nicht zu unterschätzenden Bedeutung waren. Es wäre nützlich, einmal die Reaktion der gelehrten Ärzte auf dieses Quacksalbertum zu untersuchen.

Keller: In einer Stadt, die von einer Seuche befallen wird, fällt ein sehr hoher Bedarf an Pflegepersonal an. Wen hat man nun hier zugezogen? In Ansbach am Ende des 18. Jhs. hat man hierzu erfahrene Frauen zwangsverpflichtet. Diese Frauen waren Almosenempfängerinnen, die auf Grund des Almosens von der Stadt verpflichtet werden konnten, z. B. zur Pflege der Kranken zu Hause, und außerdem wurde an jedes Stadttor eine Frau abgeordnet, die verdächtig krank erscheinende Personen gleich am Stadttor aussondern sollte.

Aus den Almosenlisten in Ansbach für durchziehende Arme, die der Pfarrer geführt hat, fällt die ärztliche Unterversorgung auf dem Lande auf, die eigentlich überhaupt nicht stattfindet, und dann, welche Entbehrungen Arme auf sich nahmen, um zu einem Arzt zu kommen und um in ein Bad zu reisen.

Maschke: Mir scheint, daß die personelle Seite des Spitals und der Versorgung von Kranken des Spitals im ganzen etwas zu kurz gekommen ist. Eine Frage wäre, inwieweit gerade die Pflege als ein Teil christlicher Liebestätigkeit anzusehen ist und inwieweit von der Kirche aus, von den Orden aus, nach der Reformation von der entsprechenden Organisation auch der evangelischen Kirche, diese Fürsorge betrieben wurde. Es ist die Frage, von wann an man hier beim Pflegepersonal von einem Beruf sprechen kann, wenn wir den Beruf definieren als eine regelmäßig ausgeübte Tätigkeit zum Zweck der Existenzerhaltung und auf Grund einer fachlichen Ausbildung. Hier ist sozialgeschichtlich ein Komplex vorhanden, der nicht ausreichend auf unserer Tagung behandelt worden ist.

de Longueville: Die erfahrenen Frauen, die man bei Seuchen herangezogen hat, waren in Paris in Epidemiefällen die stadtbekannten Dirnen. Sie wurden in Epidemiefällen für diese Krankenpflege verpflichtet. Diese sozialen Vorurteile wurden eigentlich erst durch die Tätigkeit eines Vinzenz von Paul überwunden, der hier eine höhere innere Zuwendung zum Kranken wieder gebracht hat. Schon im Mittelalter war dies gefordert mit den Werken der Barmherzigkeit.

Eitel: Der Krankenpflegedienst konnte unter Umständen auch Mittel zum sozialen Aufstieg sein. Mir sind einige Beispiele aus Konstanz und anderen Städten bekannt, wo nach einer Pestepidemie, als der Bedarf bestand, die dezimierte Bürgerschaft zu ergänzen, Krankenpfleger, die vorher nicht das Bürgerrecht besessen hatten und auf einer verhältnismäßig niedrigen sozialen Stufe standen, nun zur Belohnung in das Bürgerrecht kostenlos oder zu einem ermäßigten Betrag aufgenommen wurden.

Reuter: Während die Spitalärzte nicht in jedem Fall medizinische Kapazitäten waren, sondern das Spital oftmals nebenher betreuten und außerdem als Armenärzte fungierten, brachte im 19. Jh. die Veränderung im Krankenhauswesen den Spezialarzt. In Worms stellte man das neue Krankenhaus unter die Leitung eines renommierten Chirurgen und hatte aufgrund von dessen neuentwickelten Operationstechniken alsbald ein optimal belegtes Krankenhaus mit Patienten aus der weiteren Umgebung. Der Ausbau einer Inneren Abteilung führte um 1926 dann dazu, daß ein Internist Krankenhausdirektor wurde.

In den 20er und 30er Jahren trat eine Veränderung der Art ein, daß Professoren nur bedingt an ein Stadtkrankenhaus einer kleineren Stadt gingen. Universitäts- und Spezialkliniken nahmen solche Kapazitäten auf. Im Augenblick ändert sich das aber wieder. Herr Leiser verwies auf die Lehrkrankenhäuser, die heute eingerichtet werden und die den Universitäten zuarbeiten sollen. An gut eingerichteten oder neugebauten städtischen Krankenhäusern tauchen die Wissenschaftler von den Universitäten daher wieder auf, die städtischen Krankenhäuser werden wieder interessant. Davon profitiert auch das gesellschaftliche Leben.

Die Berufung von Spezialärzten hat den Krankenhausbau beeinflußt. Das Krankenhaus wurde etwa gebaut unter dem Eindruck, daß hier von einem Chirurgen operiert werden muß. In den 80er Jahren war der Pavillonstil große Mode, der dann durch die Berufung von Fachärzten und die Aufgliederung in wenige Abteilungen geprägt wurde. Das hat für die Städte, als die medizinische Entwicklung größere Differenzierung und andere bauliche Anordnungen erforderte, erhebliche finanzielle Probleme gebracht.

Worms ist traditionell seit dem 16. Jh. bis heute zu ⅔ evangelisch und zu ⅓ katholisch gewesen. Das Krankenhauspersonal war entsprechend konfessionell zusammengesetzt. Die katholische Minderheit begann, eine eigene Krankenpflege mit Nonnen durchzuführen. Aus einer kleinen Station hat sich als Gegengewicht zu dem städtischen Krankenhaus, das evangelisch geprägt war, ein katholisches Krankenhaus herausgebildet, das angeknüpft hat an die Tradition eines der städtischen Stifte und das von der katholischen Bevölkerung bevorzugt wurde. Eigentümlichkeiten der häuslichen Krankenpflege haben hier ein konfessionelles Krankenhaus hervorgebracht, das jedoch infolge der modernen Krankenhausgesetzgebung 1978 wegen zu geringer Größe (190 Betten) geschlossen werden mußte. Ein gleichgroßes evangelisches Privatkrankenhaus konnte sich hingegen behaupten. Vgl. Fritz Reuter, Vom Ordensspital zum Stadtkrankenhaus. Krankenhausfürsorge in Worms durch acht Jahrhunderte, in: Stadtkrankenhaus Worms, Hrsg. Stadtverwaltung, Worms 1981, S. 19–40.

VERZEICHNIS DER VERFASSER UND DISKUSSIONSTEILNEHMER

Stadtarchivdirektor Dr. Wolfram BAER, Augsburg;
Dr. Hans-Peter BECHT, Lampertheim;
Dr. Raimund EIRICH, Höpfingen;
Stadtoberarchivrat Dr. Peter EITEL, Ravensburg;
Wiss. Ang. Dr. Otto-Heinrich ELIAS, Stuttgart;
Stadtarchivar Pierre Paul FAUST, Rufach/Rouffach;
Archivar Dr. Willibald KATZINGER, Linz/Donau;
Volkshochschulleiter Wilhelm Otto KELLER, Miltenberg;
Univ.-Prof. Dr. Bernhard KIRCHGÄSSNER, Mannheim;
Univ.-Doz. Dr. András KUBINYI, Budapest;
Stadtarchivdirektor Dr. Franz LAUBENBERGER, Freiburg i. Br.;
Stadtarchivdirektor Dr. Kurt LEIPNER, Stuttgart;
Dipl.-Kfm. Hans-Peter DE LONGUEVILLE, Stuttgart;
Bürgermeister Dr. Hans MARTINI, Mannheim;
Univ.-Prof. Dr. Erich MASCHKE, Heidelberg-Ziegelhausen;
Archivdirektor Fritz REUTER, Worms;
Dr. med. Wolfgang SÀLAT, Bad Mergentheim;
Univ.-Prof. Dr. Rudolf SCHMITZ, Marburg/Lahn;
Stadtarchivdirektor Dr. Ludwig SCHNURRER, Rothenburg o. d. T.;
Univ.-Prof. Dr. Knut SCHULZ, Berlin;
Dr. med. Antoinette STETTLER, Bern;
Univ.-Prof. Dr. Wilhelm STÖRMER, München;
Stadtarchivdirektor Prof. Dr. Jürgen SYDOW, Tübingen;
Stadtarchivdirektor Dr. Kuno ULSHÖFER, Schwäbisch Hall.

ORTS- UND PERSONENNAMEN

KLAUS MILITZER

Geschichte des Markgröninger Heilig-Geist-Spitals im Mittelalter

Ein Beitrag zur Wirtschaftsgeschichte des 15. Jahrhunderts

Vorträge und Forschungen, Sonderband 19. 216 Seiten mit 2 Abb. 1 Ausschlagkarte.

Der Verfasser untersucht die Verwaltungsorganisation des Heilig-Geist-Ordens in Oberdeutschland, die Herkunft der Spitalmeister und Ordensbrüder, die Einflußnahme des Landesherrn, die wirtschaftlichen Grundlagen des Spitals, etwa die Erwerbung der Güter und deren Umfang sowie die Almosensammlung, die Landwirtschaft mit Ernteerträgen und Anbaumethoden, die wirtschaftliche und soziale Lage von Handwerkern, Tagelöhnern und dem Gesinde sowie Einnahmen und Ausgaben des landwirtschaftlichen Großbetriebs.

Acht Jahrhunderte Stadtgeschichte

Vergangenheit und Gegenwart im Spiegel der Kommunalarchive in Baden-Württemberg

Im Auftrag der Arbeitsgemeinschaft Kommunalarchivare im Städtetag Baden-Württemberg herausgegeben von Walter Bernhardt. 196 Seiten mit 104 Abbildungen, darunter 7 farbige. 17 × 24 cm. Kartoniert.

Inhalt: H. Schmolz: Kommunalarchive und ihre Aufgaben; W. Glässner, U. J. Wandel: Synoptische Zeittafel zur Geschichte des Städtewesens in Baden-Württemberg; F. Laubenberger: Stadtrechte, Stadtverfassung, Verwaltung, Stadtgericht; W. Burr: Recht, Verfassung, Verwaltung in Württemberg; H. Maurer: Kirchen und Klöster; H. Berner: Kultur und Kultur-»Politik«; G. Scholz: Das Schulwesen; P. Schwarz: Gewerbe; P. Eitel: Markt und Handel; E. Kessler: Industrie und Verkehr; F. Götz: Landwirtschaft; W. Bernhardt: Finanzen; H. E. Specker: Das Bauwesen der Städte; K. J. Herrmann, H. Micheli: Sozial- und Krankenhauswesen; M. Akermann: Ver- und Entsorgung; G. Wunder: Gesellschaft und Bürgerschaft; J. Herzer: Gesellschaft und Bürgertum im 19. und 20. Jh.; W. Hecht: Städtisches Bündniswesen; K. Drollinger: Städte- und Gemeindetag; K. Ulshöfer: Vom städtischen Territorium zur Regionalstadt.

ALBERT KNOEPFLI

Altstadt und Denkmalpflege

Ein Mahn- und Notizbuch

232 Seiten, davon 164 Seiten Text und 68 Bildtafeln mit 97 Abbildungen. 12,5 × 19 cm. Kartoniert.

Aus dem Inhalt: Vorbemerkung zu frechen Miniaturen; Idylle mit Trauerrand; Inneres und äußeres Ortsbild; Museumsstaub von gestern? Hineingepumptes Wirtschaftswunder; Verkehr in Altstadtschluchten; Unsere heilige Elektra; Feinkörniges Ganzes oder grobkubischer Rest? Die Tapetenstadt; Le bon Dieu est dans le détail; Herumhausierte Renovationskünste; Rettende und zerstörende Aktualisierung; Perfektionismus und Denkmalwürde; Baupolizeiliche Altstadt-Delikatessen; Außerarchitektonische Wesenszüge; Sondermission der Architektur; Mißbrauch des historischen Motivs; Gebündelte Kraft des Unscheinbaren; Metrum, Rhythmus und Melodie; Taktvolle und taktlose Architektur; Neu und alt. Historisches als Mangelware; Zersiedlung der Gesichtspunkte; Geteilte Pflichten, zersplitterte Verantwortung? Seelen-Apotheke; Rückkehr zur Bescheidenheit; Mitte, Herz und Menschlichkeit.